ARTHROSE SELBSTHEILUNG

ARTHROSE GANZHEITLICH BEKÄMPFEN

WIE SIE DIE WAHREN URSACHEN VON ARTHROSE ERKENNEN, DIE IHNEN KEIN ARZT VERRÄT UND SELBST DIE HEILUNG VON KÖRPER UND GEIST ÜBERNEHMEN

ANNA MAI

Inhaltsverzeichnis

INHALTSVERZEICHNIS ... 2

EINLEITUNG ... 4

1: WUNDERWERK GELENK ... 8

1.1 Arthrose, Arthritis, Osteoporose und Gicht ... 11
1.2 Aufbau des Kniegelenks ... 13
1.3 Bestandteile von Gelenkknorpel ... 15
1.4 Warum sich der Gelenkknorpel abbaut ... 16

2: TYPISCHE UND UNTYPISCHE SYMPTOME VON ARTHROSE ... 19

3: DIE WAHREN URSACHEN VON ARTHROSE ... 22

3.1 Primäre und sekundäre Ursachen ... 26
3.2 Typische und untypische Symptome von Arthrose ... 27
3.3 Tertiäre Ursachen von Arthrose ... 30
3.4 Die eigene Übersäuerung messen ... 49

4: ERNÄHRUNG UND LEBENSQUALITÄT ... 51

5: WELCHE NÄHRSTOFFE BRAUCHT DER MENSCH ... 61

6: ERNÄHRUNGSPLAN ... 65

6.1 Minderwertige Lebensmittel ... 66
6.2 Hochwertige Lebensmittel ... 71
6.3 Ganzheitlicher Arthrose-Diätplan ... 74

7: MINERALIEN, VITAMINE & CO. ... 78

8: PROTEINE ... 85

9: NAHRUNGSERGÄNZUNGEN ... 87

9.1 Bioverfügbarkeit ... 90
9.2 Nahrungsergänzungsmittel Vitamin C ... 93
9.3 Nahrungsergänzung Kieselsäure (Silizium) ... 93
9.4 Nahrungsergänzung Magnesium und andere Mineralstoffe ... 94
9.5 Nahrungsergänzung Bitterstoffe / Heilkräuter ... 97

10: DIE BORAX-VERSCHWÖRUNG ... 99

11. HEILFASTEN ... 103

12. NATÜRLICHE HILFE BEI GELENKSCHMERZEN ... 108

13. SAUERSTOFF ZUM LEBEN ... 110

14. SPORT UND BEWEGUNG 116
15. KÖRPERSTATIK 119
16. DEN GEIST AUF HEILUNG PROGRAMMIEREN 121
17. REINIGUNG DER SEELE 134
18. STÄRKUNG DES SELBSTVERTRAUENS 145
18.1 LOB 148
18.2 ZUFRIEDENHEIT 148
18.3 STOLZ UND DANKBARKEIT 149
19. AUSGLEICH DER CHAKREN 151
19.1 HAUPTCHAKREN 153
19.2 CHAKRA-AUSGLEICH TEIL 1 157
19.3 CHAKRA-AUSGLEICH TEIL 2 160
19.4 CHAKRA-AUSGLEICH TEIL 3 162
20. RUSSISCHE HEILMETHODEN 166
20.1 SELBSTHEILUNG MIT ZAHLEN 169
20.2 SELBSTREGULATION DURCH TRANCE 171
20.3 ARBEIT MIT DER DRITTEN HAND 175
21. CHINESISCHE HEILMETHODEN 176
22. ARTHROSE AUS SICHT DER NEUEN MEDIZIN 180
SCHLUSSBEMERKUNG 185
BONUS: NATÜRLICHE 3-TAGES-ENTGIFTUNGS- UND ENTSÄUERUNGSKUR 188
ANHANG: MEDIZINISCHE STUDIEN ZU ARTHROSE 201
FOTOMATERIAL 208
RECHTLICHE HINWEISE 209
IMPRESSUM 210

Einleitung

Ein Weg wird erst dann ein Weg, wenn einer ihn geht.

(Chuang-Tzu)

Zunächst einmal möchte ich Ihnen für Ihr Vertrauen und den Kauf dieses Buchs danken. Ich hoffe, dass es Ihnen helfen kann, Ihre Arthrose zu heilen. Ich bin kein Arzt und beabsichtige nicht, Arthrose zu behandeln. Daher übernehme ich keine Verantwortung für Fehler, Auslassungen oder andere Interpretationen dieses Themas. Ich kann weder eine Diagnose stellen noch die Heilung oder Vorbeugung einer Krankheit garantieren.

Ich zeige Ihnen nur meinen eigenen persönlichen Weg, den ich gegangen bin, um mich von meiner Kniearthrose zu befreien. Ich verspreche Ihnen keine Wunderpillen und Sie brauchen keine teuren Nahrungsergänzungsmittel, sondern in erster Linie Ihren eigenen festen Willen und Ihre innere Kraft, sich selbst zu heilen.

Denn heute bin ich zu 100% von einer Sache überzeugt: Arthrose ist NICHT irreparabel, sondern heilbar. Auch wenn viele Ärzte immer noch behaupten, Arthrose sei unheilbar. Aber inzwischen mehren sich die Stimmen, sei es von Sport- oder

Ernährungswissenschaftlern, aber auch von immer mehr Arthrose-Betroffenen, dass Arthrose sehr wohl heilbar ist bzw. heilbar sein kann. Letztlich liegt es an jedem Einzelnen, die gewonnen Erkenntnisse für sich umzusetzen und anzuwenden.

Die gute Nachricht ist: Arthrose ist heilbar!

Vor über fünfzehn Jahren stellte mein Orthopäde bei mir eine fortgeschrittene Kniearthrose fest und prognostizierte, dass ich innerhalb der nächsten fünf Jahre ein künstliches Kniegelenk benötigen würde, da man angeblich keine Möglichkeiten hat, Arthrose zu behandeln oder gar zu heilen - es sei ein natürlicher Prozess des Alterns und der Abnutzung.

Der Grund, warum ich einen Orthopäden konsultiert hatte, war eine vorausgegangene Knieverletzung. Während eines Sporttrainings hatte ich einen leichten Unfall, der zu einer Verletzung am Meniskus geführt hatte. Daher wurde mir zu einer Meniskusoperation geraten. Obwohl diese Operation als "Bagatelle" bezeichnet wurde, infizierten Bakterien dabei mein Kniegelenk. Dies führte dazu, dass mein Bein fast völlig unbeweglich wurde und mein Kniegelenk auf das Vierfache seines normalen Umfangs angeschwollen war.

Da sich die Bakterien im Körper rasant vermehrten, zog die Ärzteschaft die Amputation meines Beines in Betracht. Doch sie entschied schließlich, drei Kniespülungen innerhalb einer Woche unter Vollnarkose durchzuführen, bei denen jeweils mehr als 10 Liter Desinfektionslösung durch das Knie geschleust wurden. Durch diese erfolgreiche Behandlung konnten die Bakterien besiegt und mein Bein gerettet werden. Mein Immunsystem und mein Organismus waren durch die Narkosen jedoch völlig außer Kontrolle geraten. Aufgrund dessen konnte ich meinen damaligen Beruf nicht mehr ausüben, da ich mich nicht mehr auf die Arbeit konzentrieren konnte und unter starken Kopfschmerzen litt. Ich absolvierte eine sechsmonatige Reha-Maßnahme, in deren Verlauf ich langsam wieder zu gehen lernte und meinen Körper regenerierte.

Damals war ich 43 und Geschäftsführerin eines Unternehmens in der Medienbranche. Ich hatte viele Jahre lang Kampfkünste wie Kung Fu, Qi Gong und Karate praktiziert und mich völlig gesund gefühlt. Ich stand mitten im Leben und daher traf mich die beinahe beiläufige Mitteilung des Arztes, dass man gegen Arthrose nichts tun könne, wie ein Schlag.

In der Reha begegnete ich vielen Menschen, die ebenfalls den multiresistenten Krankenhauskeimen zum Opfer gefallen waren. Und ich hatte eine Menge Zeit zum Nachdenken. Nachdem ich mich über viele Jahre hinweg mit Kampfkünsten aus dem Fernen Osten befasst habe, war es für mich selbstverständlich, auch einen Blick auf die fernöstliche Medizin zu werfen. Und interessanterweise reicht die Erkenntnis, dass der Mensch fähig ist, sich selbst zu heilen, Tausende von Jahren zurück. Es ist eher seltsam, dass man uns etwas anderes zu glauben versucht.

Es besteht möglicherweise kein großer Anreiz, Patienten korrekt zu informieren, da keine finanzielle Gewinnspanne daraus resultiert, wenn wir uns in einem gesunden Zustand befinden.

Es musste doch einen anderen Weg geben. Heilung ist ein ganzheitlicher Prozess, der den Körper, die Seele und den Geist des Menschen einbezieht. Unter dem Einfluss der Heilerfolge unserer wissenschaftlich und technisch orientierten modernen Medizin wird Heilung jedoch meist auf den physischen Bereich beschränkt: Der menschliche Körper wird wie eine Maschine vermessen, objektiviert und repariert. Fast alle von uns sind sich mittlerweile bewusst, dass wir mehr sind als nur unsere physische Erscheinung.

Ich möchte Sie nicht davon abhalten, Ihren Arzt weiterhin zu konsultieren, wenn Sie gesundheitliche Probleme haben. Ich teile hier lediglich meine persönlichen Erfahrungen und Erkenntnisse, die mir bei der Heilung meiner Kniearthrose geholfen haben und würde mich freuen, wenn Sie meine Ratschläge nutzen, um Ihren Heilungsprozess zu unterstützen.

Jeder muss seinen eigenen Weg wählen. Daher kann ich Ihnen nur Anregungen liefern, um Ihnen bei der Entscheidungsfindung zu helfen. Am Ende müssen Sie eine Entscheidung treffen und Ihren eigenen Weg gehen. Dieses Buch ist dafür gedacht, Sie auf Ihrem Weg zu unterstützen. Fangen wir also an!

1: Wunderwerk Gelenk

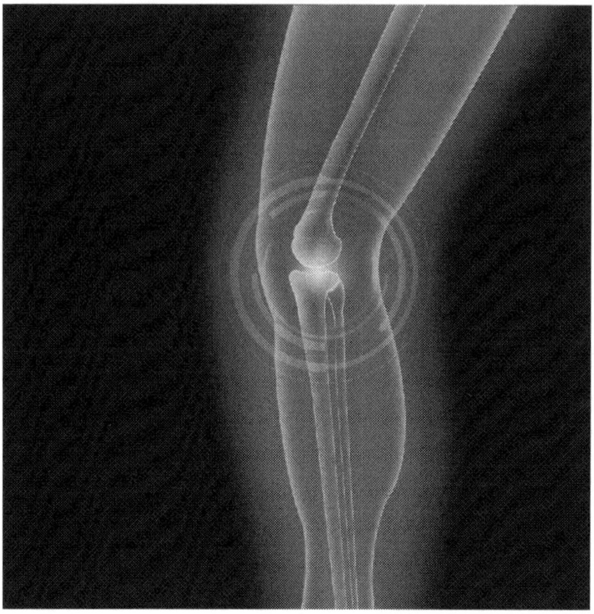

Um zu verstehen, was bei Arthrose passiert, möchte ich einen Einblick in die Anatomie unserer Gelenke geben. “Arthros” (griechisch) bedeutet Gelenk und die Silbe “-ose” deutet auf einen fortschreitenden Krankheitsprozess hin. Wir können feststellen, dass Arthrose eine chronische Erkrankung ist, die zu Bewegungseinschränkungen und Schmerzen in allen möglichen Gelenken des Körpers führen kann.

Diese Gelenke sind wahre Wunderwerke, die wir erst wirklich zu schätzen wissen, wenn sie nicht mehr so funktionieren, wie sie es normalerweise tun.

Die Knochen in unserem Körper sind durch bewegliche Verbindungen miteinander verbunden, die als Gelenke bezeichnet werden. Ein Gelenk besteht aus einem Gelenkkopf und einer Gelenkpfanne, die von einer Gelenkkapsel umhüllt wird, die mit einer Gelenkinnenhaut ausgekleidet ist.

Der Gelenkknorpel, der in der Mitte des Gelenks sitzt, ist ein tragender Bestandteil unserer Gelenke. Er und die Gelenkschmiere, die das Gelenkinnere mit einer zähflüssigen Schmierschicht überzieht, federn den Druck der Knochen ab, indem sie ihn gleichmäßig auf das ganze Gelenk verteilen, um Überlastung zu vermeiden. Auf diese Weise können der Gelenkknorpel und die Gelenkschmiere den Hauptzweck erfüllen, indem sie den Druck zwischen den Knochen abpuffern und ihn gleichmäßig über das gesamte Gelenk verteilen.

Ohne intakten Gelenkknorpel ist es nicht möglich, dass sich das Gelenk reibungslos bewegt. Diese unentbehrliche Voraussetzung gilt für alle Gelenke in unserem Körper, von den Kniegelenken, über das Drehen des Kopfes, das Spreizen der Zehengelenke, bis hin zum Bewegen des Daumens. Diese alltäglichen Bewegungen nehmen wir normalerweise als selbstverständlich wahr. Erst wenn sich schmerzhafte Entzündungsprozesse entwickeln oder das Gelenk verschleißt, erkennen wir die Bedeutung dieser kleinen Bewegungen.

Aufgrund seiner einzigartigen Zusammensetzung aus kollagenen Bindegewebsfasern, eiweißhaltigen Zuckerbaustoffen, Fett und

Wasser, vermag der Knorpel unsere Bewegungen effektiv zu dämpfen. Die Gelenkschmiere, die von der Gelenkinnenhaut produziert wird, sorgt dafür, dass der Gelenkknorpel ständig mit Nährstoffen versorgt und Abbauprodukte entfernt werden. Diese Gelenkflüssigkeit hat die gleiche Funktion wie das Fett in einem mechanischen Getriebe, d.h. sie schmiert das Gelenk.

1.1 Arthrose, Arthritis, Osteoporose und Gicht

Ich möchte kurz auf einige Begriffe eingehen, die häufig in Bezug auf Arthrose verwendet werden, um sie für den Laien leichter verständlich zu machen.

Arthrose bezeichnet die Abnutzung eines Gelenks. Eine Kniearthrose ist somit eine Gelenkserkrankung, bei der der Gelenkknorpel abgenutzt wird, d.h. es wird mehr Gelenkknorpel abgebaut als aufgebaut. Im internationalen Kontext ist die Bezeichnung für diese Erkrankung **Osteoarthritis**.

Der Gelenkknorpel wird mit der Zeit dünner und dünner, wodurch die Knochen immer näher zusammenrücken, bis der Knorpel vollständig zerstört ist. Auf Röntgenaufnahmen ist erkennbar, dass der Gelenkspalt immer kleiner wird. Folglich hat der Betroffene immer weniger Freiheit bei der Bewegung. Darüber hinaus kommt es zu Schwellungen und Schmerzen im Gelenk und im fortgeschrittenen Stadium reiben die Knochen aneinander, was zu einer Verformung des Kniegelenks oder des gesamten Beins führen kann.

Arthritis ist eine Allgemeinbezeichnung für Entzündungen im Bereich der Gelenke und der umgebenden Muskulatur. Sie wird häufig mit der **Abnutzung des Gelenkknorpels, Arthrose**, in Verbindung gebracht. Wenn sich das Knie entzündet, bezeichnet man das als **Arthritis**.

Solange das Knie nicht entzündet ist, noch genügend Knorpelschicht vorhanden ist und man keine Entzündung hat, merkt man so gut wie gar nichts davon. Man spricht dabei von einer ruhenden Arthrose. Durch Überlastung oder zufällige Unfälle können aber plötzlich sehr leicht Entzündungszustände entstehen, die dann nicht mehr so schnell heilen - wie bei einem gesunden Gelenk. Man spricht dann von einer aktivierten Arthrose.

Im fortgeschrittenen Stadium verschlechtert sich der Zustand des Gelenks so sehr, dass es nicht mehr vollständig gebeugt oder gestreckt werden kann. Bei jeder Belastung treten schmerzhafte Reizungen auf, die zu Flüssigkeitsansammlungen im Gelenk führen. Das Gelenk wird erwärmt und schmerzhaft, sodass man die Wärme und die Schmerzen bei Berührung sogar mit bloßen Händen spüren kann, beispielsweise beim Kniegelenk.

Bei einer lang andauernden Arthrose kann ein Kalksalzmangel in den Knochen auftreten, der als **Osteoporose** bezeichnet wird. Dieser Mangel kann zu einer Degeneration der Knochen und einer Abnahme der Wirbel der Wirbelsäule führen. Folglich kann es zu verschiedenen Problemen wie einer Wirbelsäulenseitverbiegung (Skoliose) oder einer Beinverkürzung kommen.

Die **Gicht** ist eine der schwersten Formen von Arthritis, die durch die Anlagerung von Harnsäure in den Gelenken verursacht wird. Dies führt zu Schwellung, Rötung, Wärme, starken Schmerzen und Steifheit in den betroffenen Gelenken.

1.2 Aufbau des Kniegelenks

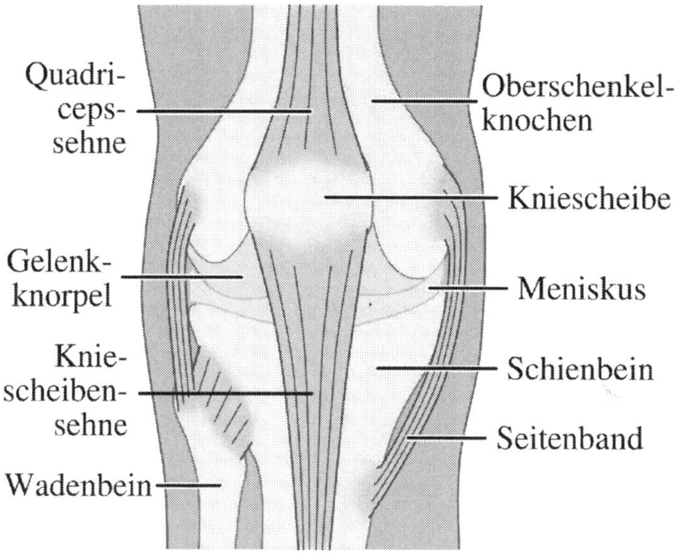

Wikipedia, Vereinfachter Aufbau des rechten Kniegelenks, © Stündle

Aufgrund meiner Krankheit habe ich mich speziell mit dem Kniegelenk beschäftigt. Die im Folgenden aufgeführten Ausführungen beziehen sich daher auf dieses Gelenk. Wer von einer Arthrose in einem anderen Gelenk betroffen ist, kann auch direkt zum nächsten Abschnitt gehen.

Das Kniegelenk mit seinen Bändern und Muskeln ist das größte Gelenk des menschlichen Körpers und übernimmt wichtige Aufgaben: Es ermöglicht uns das Stehen, das Aufrichten und vor allem die Fortbewegung.

Kreuzbänder und Seitenbänder geben dem Gelenk die notwendige Stabilität und Halt; durch Muskeln und Sehnen wird es bewegt. Unser

Knie sorgt somit zugleich für eine optimale Beweglichkeit als auch Standfestigkeit. Wir führen am Tag tausende Bewegungen durch, ohne dass wir uns für gewöhnlich dessen bewusst sind.

Das Kniegelenk bildet die bewegliche Verbindung zwischen den längsten Knochen des Körpers, dem Oberschenkelknochen und dem Unterschenkelknochen.

Beide Gelenkteile sind in gesundem Zustand mit einer Schicht aus Gelenkknorpel umgeben. Diese dämpfen plötzliche und harte Bewegungen und besitzen ein Art Stoßdämpferfunktion. Zudem schützt dieser glatte und elastische Überzug die Gelenke bei jeder Bewegung und ermöglicht einen im wahrsten Sinne des Wortes reibungslosen Ablauf der Bewegung.

Zusätzlich befinden sich im Gelenkspalt zwischen Oberschenkelrolle und Schienbeinkopf die sichelförmigen Menisken, die ebenfalls aus Knorpel bestehen. Sie mildern den Druck auf das Gelenk, fangen die immensen Kräfte ab und schützen so die knorpelbedeckten Gelenkflächen.

Die Gelenkschleimhaut produziert eine Flüssigkeit, die den Knorpel ernährt und die Kniescheibe geschmeidig gleiten lässt. Verbessert und erleichtert wird die Bewegung durch die Gelenkschmiere. Dieser Flüssigkeitsfilm wird von der inneren Gelenkschleimhaut gebildet.

Neben der permanenten Beanspruchung muss so ein Knie mitunter einen enormen Druck aushalten, wie z. B. bei einem Sprung. Um sich mal die enorme Belastung eines Kniegelenks vor Augen zu führen: wenn ein normalgewichtiger Mensch springt, muss sein Knie rund 1000 kg abfangen.

Für Übergewichtige ist die Belastung entsprechend noch höher. Auch wenn ein Übergewichtiger nun nicht ständig hüpft, lastet doch auf seinem Knie ein sehr viel höherer Druck, als wie die Natur dies wegstecken kann. Knorpel und Knie nämlich sind nicht für andauernde Überlastungen geschaffen.

1.3 Bestandteile von Gelenkknorpel

Die Knorpelzellen bilden Kollagenfasern, die miteinander vernetzt werden, das sog. **Kollagengewebe**. Zwischen den Fasern kann viel Wasser gebunden werden, um Elastizität zu ermöglichen und vor Druckbelastung zu schützen. Chemisch gesehen bestehen die Knorpelzellen aus Proteinen (ca. 70%), aus einem anderen Protein, dem Elastin, und sog. Mucopolysacchariden. Sie haben eine gelartige Festigkeit.

Das Wachstum der Knorpelzellen erfolgt von außen durch die Knorpelhaut, den bindegewebigen Überzug des Knorpels. Von außen werden neue Zellen gebildet, die in das Knorpelgewebe einwandern.

Die Gelenkschmiere besteht ebenfalls aus Proteinen, deren Konsistenz der des Hühnereiweißes sehr ähnlich ist. Ein wichtiger Bestandteil der körpereigenen Gelenkschmiere ist die Hyaluronsäure. Sie verfügt über eine hohe Wasserbindungskapazität und wirkt sich günstig auf die Zusammensetzung des Gelenkknorpels aus (der Grund, warum oftmals in der Arztpraxis Hyaluronsäure Spritzen empfohlen werden).

Im Knorpel selbst befinden sich keine Blutgefäße. **Folglich müssen alle Nährstoffe durch die Knorpelhaut und die Gelenkflüssigkeit in das Gewebe eingeschleust werden.** Wird der Knorpel nicht ausreichend ernährt, kommt es zur Unterversorgung und Rückbildung der Knorpelzellen.

Der lebende Teil der Knochen besteht ebenfalls hauptsächlich aus Kollagen und Mucopolysacchariden.

1.4 Warum sich der Gelenkknorpel abbaut

Normalerweise sind alle unsere Körperteile einem ständigen Abbau unterworfen. Sie werden aber im gleichen Rhythmus sowohl tagsüber als auch nachts wiederaufgebaut. Man spricht auch von einem sog. **Turnover** (Umsetzung oder Erneuerung).

Bei einer Leber beispielsweise, bei der viele chemische Umwandlungen stattfinden, dauert es 9 Tage, bis sich die Proteine wieder erneuern. Die Proteine und Zellen der Muskeln und des Blutes werden in ca. 120 Tagen ersetzt.

Für die Erneuerung des Knorpels und der lebenden Knochenteile sind beim Erwachsenen ungefähr **zwei Jahre** notwendig.

Bei einer Arthrose baut sich Knorpel wesentlich schneller ab als er erneuert wird. Dadurch rücken die Knochen enger zusammen und drücken auf die Nerven. Diese werden eingeklemmt und es kommt zu starken Schmerzen.

Wenn sich nun die Proteine nicht so schnell wiederaufbauen wie sie sich abbauen, dann kommt die Produktion der Schmiere ins Stocken. Selbst bei zu geringer Bewegung oder falscher Belastung eines Gelenkes wird die Produktion und der konstante Fluss der Gelenkschmiere gehemmt. Dadurch kann die notwendige Versorgung des Gelenkknorpels nicht mehr im ausreichenden Maß erfolgen. D. h. bei einer Unterversorgung mit Nährstoffen wird der Knorpel dünn und brüchig.

Die Folge ist, dass die Gelenke steif werden und wir Schmerzen haben.

Zusammenfassung:

- Knorpel enthält keine Blutgefäße.
- Die Knorpelzellen werden über die Gelenkflüssigkeit ernährt.

- Bei Bewegung werden die Nährstoffe quasi in den Knorpel einmassiert. Aus diesem Grund ist Bewegung so wichtig, da sonst die Knorpelzellen nicht mit genügend Nährstoffe versorgt werden und im schlimmsten Fall sogar absterben.
- Um Knorpelzellen zu bilden, bedarf es geeigneter Proteine, Mucopolysaccharide sowie Mineralstoffe.
- Wenn der Aufbau des Knochen- und Knorpelgewebes langsamer vonstattengeht als der Abbau, kommt es zwangsläufig zu einer vorzeitigen Alterung des Knochengerüstes.
- Die Erneuerung von Knorpel und lebenden Knochenteilen dauert beim Erwachsenen ungefähr zwei Jahre.

2: Typische und untypische Symptome von Arthrose

Um möglichst frühzeitig eine Arthrose festzustellen, ist es wichtig ihre Symptome zu kennen. Dabei unterscheidet man typische Symptome, die in direktem Zusammenhang mit dem Kniegelenk stehen, von untypischen Symptomen, die oftmals nicht in Zusammenhang mit einer Arthrose gebracht werden.

Typische Symptome einer Arthrose sind:

- **Anlaufschmerz:** Das ist das häufigste Alarmzeichen; z. B. beim morgendlichen Aufstehen, wenn das Aufrichten in die Knie fährt und die Gelenke etwas Zeit brauchen, um richtig warm zu werden.
- **Bagatelltrauma:** Wenn man mit dem Knie irgendwo anrempelt, z. B. an einem Tisch; beim gesunden Knie ist spätestens nach 3 Tagen alles wieder in Ordnung; beim kranken Knie dauern die Schmerzen länger an.
- **Dickes Knie:** Das Knie sieht dicker aus als üblich; zu erkennen an der verstärkten Schwellneigung des Knies;

oberhalb der Kniescheibe bildet sich ein fingerdicker Wulst.

- **Abgelaufene Schuhe:** Um beginnende Schmerzen auszugleichen wird oftmals der Fuß falsch aufgesetzt und abgerollt; dadurch sind die Sohlen nicht gleichmäßig abgenutzt - so wie beim Profil eines Autoreifens.
- **Eingeschränkte Bewegung:** z. B. kommt man nicht mehr im Einbeinstand mit der freien Ferse an das eigene Gesäß.
- **Nachlassende Muskelkraft in den Beinen:** Dies merkt man z. B. beim Fahrradfahren, wenn man nicht mehr so kräftig in die Pedale treten kann.
- **Knirschen in der Bewegung:** Auch dies ist ein typisches Zeichen - gilt aber nicht beim Aufrichten aus der Hocke. In diesem Fall wäre es kein Indikator.

Untypische Symptome einer Arthrose

Es ist aber auch sehr wichtig zu wissen, dass bei einer fortgeschrittenen Arthrose weitere Störungen hinzukommen. Diese stehen zwar in keinem direkten Zusammenhang und werden daher von den meisten Ärzten meist gar nicht als Anzeichen einer Arthrose interpretiert. Auf jeden Fall können auch die folgenden Beschwerden Alarmsignale einer Arthrose sein.

Hierzu zählen:

- Kopf- und Nackenschmerzen
- Gereiztheit und Nervosität
- Schmerzen in der Lendengegend und Ischias
- Übelkeit
- Anfälligkeit gegen Erkältungen, Grippe, Bronchitis
- Blasenentzündung
- Verdauungsbeschwerden
- Völlegefühl und Leibschmerzen nach den Mahlzeiten
- Müdigkeit oder die Neigung, jederzeit einschlafen zu können
- Depressionen und Verstimmungen

Es kann also durchaus sein, dass Kopfschmerzen verbunden mit Übelkeit, Müdigkeit und Gereiztheit kein Ausdruck einer Migräne oder von Stress sind, sondern Symptome einer beginnenden Arthrose!

3: Die wahren Ursachen von Arthrose

Wenn eine Maschine defekt ist, wissen wir, dass wir zuerst nach den Ursachen suchen müssen, bevor wir sie reparieren. Solange wir nicht die Ursachen kennen, macht es auch keinen Sinn, etwas zu reparieren. Letztendlich gilt das auch für den Menschen - mit dem kleinen Unterschied, dass der Mensch einen entscheidenden Vorteil hat, er kann im Gegensatz zur Maschine einen körperlichen Schaden selbst reparieren.

Die Schulmedizin geht derzeit den Weg, die Symptome einer Krankheit zu behandeln. Entsprechend hoch bzw. gering ist dabei die Erfolgsquote insbesondere bei chronischen Krankheiten, wie Diabetes, Bluthochdruck, Migräne aber auch Arthrose. So wird die Behandlung einer Arthrose auf die Reduktion von Schmerzen und Schwellungen reduziert durch Verschreibung von Tabletten und Salben, Spritzen von Gleitmittel in Form von Hyaluronsäure ins Gelenk, Transplantation von künstlichem oder neuerdings biologischem Knorpelersatz ins Gelenk. Und wenn das dann nicht mehr hilft, wird das Gelenk herausgeschnitten und durch ein künstliches Gelenk ersetzt. Immerhin werden ca. 175.000 künstliche

Kniegelenke pro Jahr in Deutschland implantiert, wobei Frauen laut Statistik deutlich häufiger betroffen sind als Männer.

Inzwischen ist die Arthrose zu einem ernsten Problem geworden. Nach Schätzungen des Robert Koch-Instituts und des Statistischen Bundesamtes leidet etwa jeder 10. bis 20. Bundesbürger zwischen 50 und 60 Jahren unter Arthrose-Schmerzen in den Knien oder Hüften. Ab dem 75. Lebensjahr ist sogar jeder Vierte davon betroffen.

Arthrose bringt viele Arbeitsausfälle und hohe Behandlungskosten mit sich. Außerdem bedeutet Arthrose bis heute, Behandlung auf Lebenszeit, da sich abgenützter Knorpel laut Aussage vieler Ärzte eben nicht mehr erneuere. Und immer ist zu hören, dass der Verschleiß progressiv und irreversibel sei, da es angeblich keine dauerhafte Methode zu ihrer Bekämpfung gäbe.

Leider ist es der heutigen westlichen Medizin bis heute noch nicht gelungen, eine kausale, d.h. die Ursache behebende Arthrose-Therapie zu entwickeln. Diejenigen, die mit anderen Methoden nennenswerte Erfolge haben und zur Heilung von Arthrose-Patienten beigetragen, werden von Medizinern eher belächelt, anstatt deren Wissen zu nutzen, um daraus neue Wege zu entwickeln und die Patienten auf ihrem Heilungsweg zu begleiten und zu unterstützen.

Das Argument ist häufig, dass es hierzu keine wissenschaftlichen Beweise gäbe. Dabei gibt es inzwischen eine Vielfalt an wissenschaftlichen Beweise für die Heilungsmöglichkeit von Arthrose. Diesen wird leider noch zu wenig Beachtung geschenkt.

So werden weiterhin reichlich Tabletten, Kapseln und Salben gegen Schmerzen und gegen Entzündungen verschrieben bis hin zur Operation. Medikamente können vielleicht Symptome kurieren, aber sie haben oft negative Nebenwirkungen mit ihren oftmals fatalen Kettenreaktionen und gehen nicht auf die Ursache des Problems ein.

Stattdessen bietet die Hightech-Medizin ständig neue Verfahren an, angefangen beim biologischen Knorpelersatz, Abrasion (Anfräsen der harten Knochenschicht) bis hin zum künstlichen Kniegelenk.

Auch wenn durchaus von den Ärzten hierbei Erfolge vermeldet werden, ist ihnen jedoch gemeinsam, dass nicht nach der eigentlichen Ursache gefragt wird und damit nicht das Übel beim Schopf gepackt wird. Im Gegenteil, man nimmt dabei immer höhere medizinische Risiken in Kauf, wie bakterielle Infektionen, Verletzungen von Blutgefäßen und Nerven, Thrombosen, Embolien, Wundheilungsstörungen, Verklebungen und Verwachsungen im Kniegelenk usw., sodass mitunter durch solche Eingriffe das ursprüngliche Problem verschlimmert wird. Nur selten wird die Quote an Misserfolgen in der Öffentlichkeit publiziert.

Natürlich ist zu würdigen, was wir der technisch und wissenschaftlich hoch entwickelten Medizin westlicher Prägung zu verdanken haben, insbesondere die hervorragenden Diagnosemöglichkeiten, die wir auf jeden Fall nutzen sollten.

Doch bei den sog. chronischen Krankheiten, zu denen die Arthrose gezählt wird, ist eine echte Heilung durch die heutige schulmedizinische Herangehensweise eher ausgeschlossen, da man nicht nach den wirklichen Ursachen des Problems sucht bzw. angeblich unwissenschaftliche Ergebnisse außen vorlässt, anstatt diese Erfolge weiter zu analysieren.

Neben den in der medizinischen Fachliteratur benannten primären und sekundären Ursachen von Arthrose gibt es eine ganze Reihe anderer Ursachen, die maßgeblich Arthrose verursachen können. Für eine ganzheitliche Heilung ist es wichtig, all diese Ursachen mit zu berücksichtigen.

3.1 Primäre und sekundäre Ursachen

Als Ursachen werden in der medizinischen Fachliteratur heutzutage üblicherweise folgende Faktoren genannt:

- bei einer primären Arthrose: die Gene / Vererbung
- bei einer sekundären Arthrose: Übergewicht, fehlende oder falsche Bewegung, ständige Fehlbelastung oder Verletzungen (Berufswahl, Freizeitverhalten, Lebensstil), Sport- und Unfallverletzungen

Wenn es in Ihrer Familie keine Fälle von Arthrose gibt, Sie einen gesunden Lebensstil pflegen, Ihr Beruf Ihre Knie nicht übermäßig belastet und Sie keine einseitigen Tätigkeiten ausüben, sollten Sie die möglicherweise dahintersteckenden tertiären Ursachen untersuchen. Diese könnten die eigentliche Ursache für Ihre Arthrose sein.

3.2 Typische und untypische Symptome von Arthrose

Um möglichst frühzeitig eine Arthrose festzustellen, ist es wichtig ihre Symptome zu kennen. Dabei unterscheidet man typische Symptome, die in direktem Zusammenhang mit dem Kniegelenk stehen, von untypischen Symptomen, die oftmals nicht in Zusammenhang mit einer Arthrose gebracht werden.

Typische Symptome einer Arthrose sind:

- **Anlaufschmerz:** dies ist das häufigste Warnsignal; beispielsweise beim Aufstehen am Morgen, wenn das Knie beim Aufrichten schmerzt und die Gelenke etwas Zeit brauchen, um richtig warm zu werden.
- **Bagatelltrauma**: Wenn man sich z. B. an einem Tisch das Knie stößt; bei gesunden Knien ist das Problem nach drei Tagen meist wieder verschwunden, während es bei einem kranken Knie länger andauern kann.
- **Angeschwollenes Knie:** ein Zeichen dafür ist, dass das Knie dicker als üblich erscheint und sich über der Kniescheibe ein fingerdicker Wulst bildet.
- **Abgelaufene Schuhe:** Wenn man versucht, Schmerzen durch ein unnatürliches Gehen zu lindern, kann es zu einem

ungleichmäßigen Abnutzungsmuster der Schuhsohlen kommen, ähnlich wie bei einem Autoreifen.

- **Eingeschränkte Bewegung:** Man kann die Ferse nicht mehr an sein Gesäß bringen.
- **Nachlassende Muskelkraft in den Beinen:** Dies bemerkte man beispielsweise beim Fahrradfahren, wenn man nicht mehr die gleiche Kraft beim Treten der Pedale hat.
- **Knirschen in der Bewegung**: Dies ist ein typisches Zeichen, aber nicht beim Aufrichten aus der Hocke. In diesem Fall wäre es kein Indikator.

Untypische Symptome einer Arthrose

Es ist sehr wichtig zu beachten, dass bei einer fortgeschrittenen Arthrose weitere Symptome auftreten können, die normalerweise nicht direkt mit der Erkrankung in Verbindung gebracht werden. Sie stehen zwar in keinem direkten Zusammenhang und werden von Ärzten oft nicht als Anzeichen einer Arthrose interpretiert. Doch die folgende Symptome können ebenso ein Hinweis auf eine Arthrose sein:

- Kopf- und Nackenschmerzen
- Gereiztheit und Nervosität

- Schmerzen in der Lendengegend und Ischias
- Übelkeit
- Anfälligkeit gegen Erkältungen, Grippe, Bronchitis
- Blasenentzündung
- Verdauungsbeschwerden
- Völlegefühl und Leibschmerzen nach den Mahlzeiten
- Müdigkeit oder die Neigung, jederzeit einschlafen zu können
- Depressionen und Verstimmungen

Es kann also durchaus sein, dass Kopfschmerzen, Übelkeit, Müdigkeit und Gereiztheit keine Zeichen von Migräne oder Stress sind, sondern Anzeichen für eine beginnende Arthrose!

3.3 Tertiäre Ursachen von Arthrose

Neben den oben genannten primären und sekundären Ursachen für Arthrose gibt es noch eine Reihe anderer "tertiärer Ursachen" für Arthrose - diese werden jedoch in der Regel nicht mit Arthrose in Verbindung gebracht. Da sie aber unseren Körper ganz erheblich übersäuern, ist es wichtig, auch diese Ursachen zu kennen.

- Eines der Hauptprobleme ist unsere übliche Ernährung mit Weißmehl, Zucker, Kaffee und verarbeiteten Milch- und Fleischprodukten. Diese enthalten zu viele Säuren. Dies führt zu einer permanenten Übersäuerung des Körpers. Dadurch entsteht ein Mineralstoffmangel, insbesondere an dem so wichtigen Mineral Magnesium.

- Auch viele der üblichen Reinigungsmittel und Kosmetika, mit denen unser Körper häufig in Kontakt kommt, übersäuern unseren Körper.

- Bei der üblichen mineralstoffarmen Ernährung kommen nicht genügend Mineralien an, um die Speicher aufzufüllen. So entsteht ein chronischer Mineralienmangel. Um den Körper wieder ins Gleichgewicht zu bringen, werden die körpereigenen basischen Mineralienspeicher angegriffen.

- Kalzium und Magnesium werden den Knochen, Gelenkknorpeln, Zähnen, dem Bindegewebe,

Haarfollikeln, Sehnen und anderen mineralstoffreichen Geweben entzogen, um die gefährlichen Säuren zu neutralisieren. Das Ergebnis ist Osteoarthritis.

- Es besteht ein direkter Zusammenhang zwischen der Entwicklung der Kniearthrose und dem pH-Wert unserer Körperflüssigkeiten. Dies ist einer der Hauptgründe für die rasant steigende Zahl von Arthrosepatienten.
- Nicht nur wir selbst sind durch unsere Arthrose aus dem Gleichgewicht geraten, sondern auch unsere Umwelt gerät zunehmend aus dem Gleichgewicht. Das wiederum wirkt sich auf uns aus - auf unseren Körper, unseren Geist und unsere Seele. Wir sind in eine Disharmonie geraten, die sich auf der körperlichen Ebene zeigt.

Um einen wirklichen Heilungsprozess in Gang zu bringen, ist es notwendig, neue Wege zu gehen. Dies beginnt mit der inneren Bereitschaft, etwas in unserem Leben zu ändern und unser Leben selbst in die Hand zu nehmen. Um eine Veränderung in der Welt zu bewirken und ein gesundes Gleichgewicht wiederherzustellen, können wir bei uns selbst anfangen.

Nachfolgend werde ich näher auf die jeweiligen tertiären Ursachen eingehen, da es von größter Bedeutung ist, die eigentlichen Auslöser zu erfahren, bevor man sich um die eigene Heilung kümmert.

Falls Ihnen diese Zusammenhänge bereits bekannt sind, können Sie auch direkt zum nächsten Kapitel übergehen. Andernfalls wünsche ich Ihnen viele aufschlussreiche Erkenntnisse.

3.3.1 Umwelteinflüsse auf Arthrose

Um zu ermitteln, ob wir unserem Körper alle nötigen Nährstoffe zuführen, ist es wichtig, die Erzeugung unserer Lebensmittel zu untersuchen und zu überprüfen, ob die Landwirtschaft uns die nötigen Nährstoffe bietet.

Da Nahrungsmittel weltweit knapp werden, erleben Kunstdünger und Pestizide einen Nachfrageboom. Es werden sog. Volldünger, die NPK-Dünger, eingesetzt, die Stickstoff, Phosphor und Kalium enthalten, um die Ertragskraft der Äcker zu steigern.

Um der weltweiten Knappheit an Nahrungsmitteln entgegenzuwirken, ist die Verwendung von Volldüngern (NPK-Düngern), die Stickstoff, Phosphor und Kalium enthalten, eine effektive Methode, um die Ertragskraft der Äcker zu erhöhen. Durch den Anstieg der Nachfrage nach Kunstdüngern und Pestiziden steigt die Abhängigkeit von diesen Düngern, um die Ernährungssicherheit der Bevölkerung zu gewährleisten.

Anfang 2020 hatte der europäische Markt für Düngemittel bereits ein Volumen von über 16 Mrd. Euro erreicht.

Und der Prozess geht weiter. Man geht davon aus, dass der europäische Markt für Düngemittel bis 2018 ein Volumen von 15,3 Mrd. Euro erreichen wird. Darüber hinaus wird den Bauern in den landwirtschaftlichen Gremien die Verwendung von Kunstdünger sogar empfohlen.

Um dem Boden das zu geben, was man ihm entnommen hat, versucht man künstlich, ihn zu versorgen. Da man bemerkt hat, dass die auf diese Weise gewonnenen Pflanzen arm an Magnesium und anderen Nährstoffen sind, bieten viele Firmen mittlerweile spezielle Spurenelementdünger an.

Der einstige Kreislauf von Boden - Pflanze - Tier - Boden ist aber gestört. Die Folge ist, dass die Menge an Humus, die normalerweise alle Mineralien enthalten, in den Böden stetig abnimmt.

Kann man dem Boden alle Nährstoffe und in der richtigen Kombination zurückgeben, die man ihm entnommen hat?

Leider hat sich gezeigt, dass die Grunddüngung problematisch ist. Durch sie wird dem Boden vor der Aussaat eine bestimmte Menge an Phosphor und Kalium zugefügt, damit man bis zu 3 Jahre keine Nachdüngung vornehmen muss. Der Nachteil dieser Art der Düngung ist der sog. "Luxuskonsum".

Ein hoher Kaliumgehalt im Boden verhindert, dass Pflanzen ausreichend Magnesium aufnehmen können, was zu einem Ernteertrag führt, der an Magnesiumarmut leidet. Dies hat direkte Auswirkungen auf den Magnesiumgehalt von Nahrungsmitteln und Tierfutter.

Man hat erst in jüngster Zeit erkannt, dass das Magnesium vor allem in den Samen vorhanden ist. Dadurch ist nicht sichergestellt, dass beispielsweise ein grüner Salatkopf auch genügend Magnesium enthält, da das Mineral hauptsächlich in den Samen und nicht in den Blättern zu finden ist.

Ernährungswissenschaftler sehen daher **mangelndes Magnesium** in unserer Nahrung als eine mögliche Ursache für ernährungsbedingte Krankheitssymptome.

3.3.2 Einfluss des Wirtschaftssystems

Sie fragen sich vielleicht, was unser Wirtschaftssystem mit Ihrer Arthrose zu tun haben soll. Aber unser derzeitiges Wirtschafts- und Finanzsystem trägt auch wesentlich dazu bei, dass unsere Umwelt aus dem Gleichgewicht geraten ist.

Unser Finanzsystem ist auf die Generierung von Schulden ausgelegt, auf die Generierung von Verlierern und Gewinnern, von Fleißigen und Reichen. Der Mensch ist in einem solchen System zunehmend entmenschlicht. Entscheidend ist einzig seine Produktivität, um ein optimales Wachstum zu gewährleisten und nicht ein seinen Fähigkeiten adäquater Arbeitsplatz. Mit all den psychologischen Folgen, die dies sowohl für den Einzelnen als auch für die Gesellschaft hat.

Ein Wirtschaftssystem, das auf ständigem Wachstum basiert, hat erhebliche Auswirkungen auf unsere Umwelt. Immer mehr muss in immer kürzerer Zeit mit immer weniger Input produziert werden, um die Gewinne zu steigern. Die Umweltverträglichkeit und der Respekt vor Mensch und Tier sind dabei nur zweitrangig.

Qualitativ minderwertige Lebensmittel sind viel billiger zu produzieren als hochwertige Lebensmittel. Folglich ist der Gewinn bei minderwertigen Lebensmitteln viel höher als bei hochwertigen Produkten, so dass zunehmend minderwertige Lebensmittel produziert und beworben werden. Dies wiederum hat Auswirkungen auf die Qualität unseres Lebens, unserer Umwelt, unserer Lebensmittel - und natürlich unserer Gesundheit.

3.3.3 Psychische Ursachen

Es ist offensichtlich, dass die Zahl psychischer Erkrankungen in unserer modernen Gesellschaft rasant ansteigt. Stress, Burnout und Depressionen haben sich zu den neuen, weit verbreiteten Volkskrankheiten entwickelt und es besteht eine zunehmende Tendenz. Experten auf dem Gebiet der Psychiatrie und Sozialmedizin bezeichnen dies als eine seelische Epidemie, als eine Volkskrankheit und als den "Krebs der Seele".

Depressionen können Menschen dazu bringen, ihre Kraft und Motivation zu verlieren und sie handlungsunfähig werden zu lassen. Sie empfinden sich selbst als schlecht und wertlos und in extremen Fällen (bei rund 10% der depressiven Menschen) führt dies zu einem tragischen Suizid, was den Schmerz und die Trauer der Familien und Liebsten nur noch verstärkt.

Stress führt zu einer Übersäuerung des Körpers. Wenn Stress nicht durch genügend Bewegung (Adrenalin) kompensiert wird, scheidet der Mensch zudem mehr Magnesium mit dem Harn aus als er aufnimmt.

Der Einfluss von Medien auf den Menschen ist immens. Künstlich erschaffene Helden, vorgegebene Ziele und geschaffene Ideale überschwemmen uns mit Sinneseindrücken, wie wir aussehen und was wir besitzen müssen. Doch hinter all diesen Fernsehsendungen und Werbungen stecken letztendlich Strategien, mit denen Gewinn erzielt werden soll. So werden wir dazu erzogen, dem Materialismus als der einzigen wahren Religion zu folgen.

Selbstvertrauen wird nicht mehr durch Charakterstärke sondern durch bestimmte Kleidung, Nahrung und Statussymbole geschaffen. Dieser ungeheure Materialismusdruck verhindert eine gesunde Entwicklung, so dass sich Werte verschieben.

Menschen leben, essen und kleiden sich nach dem, was sie aus dem Fernsehen erfahren, ohne zu bedenken, ob das, was sie tun, für sie selbst, ihre Gesundheit und die Umwelt wirklich das Beste ist und ob sie sich nicht vielleicht besser nach ihren eigenen Wünschen richten sollten, als unreflektiert denen hinterherzulaufen, die sie als "Götter" verehren.

Letztendlich beeinflussen Medien unsere Gedanken, unseren Willen und unsere Wahrnehmung. Wenn wir nicht mehr klar denken können, ist es schwierig, vernünftige Entscheidungen zu treffen und zu wissen, was wirklich gut für uns ist, weil wir durch die vielen Einflüsse verwirrt sind.

3.3.4 Ernährungsursachen

Die größte Gefahr geht von unserer Ernährung aus. Das hat mit dem menschlichen pH-Wert zu tun. Dieser Wert gibt an, ob sich unser Körper mehr im sauren oder mehr im alkalischen (basischen) Bereich befindet.

Eine saure Lösung hat einen pH-Wert unter 7, eine alkalische Lösung hat einen pH-Wert über 7, der pH-Wert einer neutralen Lösung ist gleich 7.

Das Blut im menschlichen Organismus hat einen pH-Wert von 7,35 bis 7,45 - ist also leicht basisch. Leider wird beim regelmäßigen Gesundheits-Check-up dieser so extrem wichtige pH-Wert in der Regel nicht gemessen.

Sinkt der pH-Wert, dann ist unser Körper schlichtweg zu sauer. Und wenn sich unsere Körperflüssigkeiten einem sauren Zustand befinden, dann entstehen Krankheiten. Man kann sogar umgekehrt sagen, Menschen mit chronischer Krankheit sind zu sauer (Krebspatienten haben einen pH-Wert unter 6,0).

Das heißt, die meisten Krankheiten und Beschwerden haben eine gemeinsame Ursache: **Übersäuerung (Hyperazidität).** Und jede

Abweichung in den sauren Bereich manifestiert sich als Krankheit im Menschen.

Wenn wir unserem Körper durch die Nahrung mehr Säure von außen zufügen, als er verwenden oder ausscheiden kann, dann versucht unser Körper, die Säure zu neutralisieren. Essen wir keine oder zu wenig basische Nahrungsmittel, um die Säuren unschädlich zu machen, dann bedient sich der Körper in seiner Not seiner basischen Mineralstoffdepots (Calcium aus den Knochen, Magnesium aus den Gelenken, usw.), um von diesen Säuren nicht verätzt und vergiftet und werden.

Das Fatale daran ist, dass wir davon lange Zeit nichts merken, dass unser Körper sich unserer körpereigenen Depots bedient - je nach individueller Konstitution, Lebensstil und persönlichen Reserven. Erst wenn wir krank werden, gibt es die ersten Alarmsignale, wie brüchige Nägel, Haarausfall, Übergewicht, Cellulite, Ödeme, Bänderriss, Arthritis, Rheuma, Arthrose usw. - je nachdem, welche Depots angezapft wurden.

Meist aus Gewohnheit essen oder tun wir heutzutage Dinge, die unserem Organismus Kummer bereiten und ihn dadurch übersäuern. Die Übersäuerung des Körpers wird maßgeblich durch den Verzehr Säure bildender Nahrungsmittel und einer ungünstigen Lebensweise wie Angst, Stress, Rauchen beschleunigt.

Die heute übliche Ernährungsweise basiert auf Getreideprodukten, Milch- und Fleischprodukten und liefert dadurch deutlich mehr Phosphor als Calcium - wobei dieses ungesunde Ungleichgewicht nicht nur bei diesen beiden Mineralstoffen vorhanden ist, sondern bei allen anderen genauso.

Lebensmittel wie Fleisch, Käse und Kaffee, Alkohol etc. wirken im Körper sauer. Unser Organismus muss aber versuchen, das Milieu konstant leicht basisch zu halten und entzieht dafür den Knochen Kalziumverbindungen, wodurch die Knochen brüchig werden.1[1]

Zitronen wirken übrigens nicht sauer, sondern sind basisch. Es hat also nicht damit zu tun, ob wir ein Lebensmittel als sauer empfinden.

Doch auch wenn überschüssige Säuren gebunden werden, verschwinden sie nicht spurlos aus unserem Körper, sondern sind Bestandteil von neutralen Salzen. Und wenn zu viele Säuren hergestellt werden, können sie nicht mehr ausgeschieden werden, sondern werden im Körper wie ein Abfall abgelagert. Man spricht hier auch von sog. Schlacken. Der Körper deponiert sie genau dort, wo er sich die Mineralstoffe geholt hat, nämlich an Stellen, die für unseren Körper zunächst nicht Existenz bedrohend sind, wie beispielsweise in unseren Gelenken.

---

[1] Lemann J. et al.: The Effects of Chronic Acid Loads in Normal Man: Further Evidence for the Participation of Bone Mineral in the Defence against Chronic Metabolic Acidosis; Journal of Clinical Investigation 1966; 43(10); S. 1608-1614.

Der Sportwissenschaftler R.h. Chittenden schreibt hierzu, "zu viel Säure direkt im Gelenk erweicht den Knorpel und es kommt zu vorzeitigen Verschleißerscheinungen, der Arthrose. Gelenkknorpel kann zudem in Säure nicht nachwachsen - nur in einem basischen Milieu."[2]

Der Frankfurter Internist Prof. Dr. med. Lothar Wendt (1907-1989), dessen Lebenswerk in der Erforschung des Eiweißstoffwechsels bestand, hatte in einer Untersuchung von Arthrosepatienten herausgefunden, dass deren Körper mit Eiweißen überfüttert wurde. Zu große Eiweißmengen lösen eine erhöhte Säureproduktion aus.

Prof. Dr. Wendt konnte nachweisen, dass entgegen herkömmlicher wissenschaftlicher Meinung überschüssige Eiweißmengen im Körper gespeichert und nicht ausgeschieden werden. Dabei füllen die tierischen Proteine die Eiweißspeicher weitaus schneller, da sie wesentlich komplexer in ihren Strukturen sind als die Proteine von Pflanzen. Die daraus resultierenden gesundheitlichen Schäden können erheblich sein.[3]

Während lange Zeit vor allem die tierischen Fette für viele Zivilisationskrankheiten verantwortlich gemacht wurden, gibt es also immer mehr Hinweise darauf, dass auch tierisches Eiweiß unserer Gesundheit schaden kann. Denn unser Körper zerteilt die Proteine

---

[2] Chittenden R. H.: Influenced future research in nutrition and exercise physiology with experiments on low protein diets; 1898.
[3] Wendt L.: Die Eiweißspeicherkrankheiten; Haug Verlag; 1984.

der Nahrung nicht unbedingt erst in die Aminosäuren, die kleinsten Bausteine der Eiweiße, um sie dann in körpereigene Proteine umzuwandeln, sondern er speichert auch größere Fragmente.

Andere Wissenschaftler konnten bereits vor langer Zeit nachweisen, dass eine eiweißarme Diät selbst sehr sportlichen Menschen nicht schadet, obwohl seit Jahren sportlich aktiven Menschen empfohlen wird, möglichst viel Protein zu sich zu nehmen.[4]

Wer also häufig tierisches Eiweiß (Fleisch, Fleischpasten, Wurstwaren) verzehrt, führt seinem Körper ein Übermaß an Eiweiß zu. Dieses wird im Körper gespeichert und in das Bindegewebe und die Blutgefäße eingelagert. Auf Dauer für dies nach Meinung von Dr. Lothar Wendt zu diversen Krankheiten wie Herzinfarkt, Schlaganfall, Bluthochdruck, aber auch Arthrose, Rheuma, Stoffwechselstörungen, Gicht, Nierenentzündung und Autoimmunkrankheiten.

---

[4] Chittenden R. H.: Influenced future research in nutrition and exercise physiology with experiments on low protein diets; 1898.

3.3.5 Phosphor als Ursache

Die meisten der üblichen Lebensmittel enthalten hohe Mengen von Phosphor. Der Mensch braucht Phosphor in einer Menge von ca. 1000 mg pro Tag. Über unsere Nahrung nehmen wir aber täglich die doppelte Menge zu uns.

Die Probleme von Phosphor sind:

- Durch Phosphor wird unser Körper übersäuert. Um den pH-Wert auszugleichen, bedient sich der Körper seiner basischen Reserven, unter anderem zieht er wichtige Mineralien aus dem Knorpelgewebe.
- Phosphor legt die Enzyme lahm – unser Leben basiert aber auf der Enzymtätigkeit!
- Es bildet schwerlösliche Salze.
- Es ätzt unsere Knochen aus und führt zu Arthrose, Osteoporose etc.
- Phosphor führt zur Sauerstoffarmut – jede Zelle braucht aber Sauerstoff zum Leben.
- Phosphor verhärtet die Blutgefäße. Die Blutgefäße sind das eigentliche Herz in unserem Körper, sie sind das Pumpmedium im Körper. Um zu funktionieren brauchen sie Pumpenergie in Form von Sauerstoff. Es ist also immens wichtig, dass die Blutgefäße nicht verhärten.

3.2.6 Sauermacher als Ursache

Die folgenden Lebensmittel übersäuern unseren Körper. Hier eine Aufstellung der typischen "Sauermacher" mit ihrer direkten Auswirkung auf Magnesium als eines der Hauptmineralien im Gelenkknorpel.

- Kaffee, schwarzer Tee: enthält Gerbsäure, Chlorogensäure ->vermindert die Magnesiumaufnahme
- Cola und andere Softdrinks: enthält Phosphorsäure -> vermindert die Magnesiumaufnahme
- Mineralwasser, medium und normal (nicht still): enthält Kohlensäure
- Zigaretten: enthalten Nikotinsäure
- Wein: enthält Schwefelsäure, Weinsäure
- Zucker, Süßspeisen mit Industriezucker: enthalten Essigsäure
- Kochsalz: enthält Natriumchlorid (Salz der Salzsäure) -> fördert die Ausscheidung von Magnesium
- Fleisch / tierisches Eiweiß: enthält Schwefelsäure, Salpetersäure, Harnsäure, Arachidonsäure - das Fett schäumt Magnesium im Darm auf. Dadurch kann es nicht mehr aufgenommen und verwertet werden.

- Gelatine aus Schwein (in Quarkaufstrichen, Frischkäse, Margarine, Weingummi, Pudding, Kapseln): enthält Arachidonsäure
- Wurst: enthält Phosphorsäure, Nitrite - vermindert Magnesiumaufnahme
- Käse, div. Milchprodukte: enthalten Phosphorsäure (wenn Phosphate als Stabilisatoren oder Verdickungsmittel zugesetzt werden)
- Weizen-Hefegebäck / Teig- und Backwaren, auch Vollkornbrot: denaturierte Kohlenhydrate und Zucker setzen Stoffe frei, aus dessen Gasen im Verdauungssystem Säuren entstehen, wie Essigsäure, Milchsäure, Kohlensäure, Phosphorsäure, Salzsäure, Schwefelsäure, Salpetersäure - das Zuviel an Phosphorsäure vermindert Magnesiumaufnahme
- Medikamente: enthalten z. B. Acetylsalicylsäure; die meisten Pharmazeutika sind Enzym-Blocker
- Alkohol: enthält Phosphorsäure - ein Glas Wein scheidet bereits 50 mg Magnesium aus
- Lebensmittelzusatzstoffe wie Konservierungsstoffe, Farbstoffe, Geschmacksverstärker (Glutamat,

Süßstoffe: enthalten Phosphorsäure und vermindern die Magnesiumaufnahme)

- Auch Stress, Angst, Sorgen, Ärger und negative Gedanken produzieren Phosphorsäure und vermindern die Magnesiumaufnahme.

3.3.7 Ursachen durch Kosmetik und Putzmittel

Dinge, mit denen unsere Haut täglich in Berührung kommt, übersäuern uns von außen und können unseren Organismus schädigen. Hier seien zu nennen Kosmetika und Reinigungsmittel.

Der Grund liegt in dem Säureanteil, der in vielen kosmetischen Produkten und Reinigungsprodukten enthalten ist. So liegt zum Beispiel das Zentrum unseres Lymphsystems genau in unseren Achselhöhlen. Das Lymphsystem ist genauso wichtig wie der Blutkreislauf und wie ein dichtes Gefäßnetz über den ganzen Körper verzweigt. Seine hauptsächliche Aufgabe besteht darin, den Körper mit Nährstoffen zu versorgen und die Endprodukte des Stoffwechsels abzutransportieren. Es hat sozusagen eine reinigende Funktion. Wenn Lymphe verstopft sind, vergiftet sich der Körper selbst.

Wenn wir nun mehrfach am Tag aus vermeintlich "hygienischen" Gründen ein Deo auf unsere Achselhöhlen aufbringen und dies meist den gesamten Tag dortbleibt, dann gelangen die Inhaltsstoffe des Deos in unseren Körper.[5]

Das Problem ist, dass es sich meist um säurehaltige Produkte handelt. Diese Säuren binden Mineralstoffe wie Magnesium, Calcium und Natrium, entkalken den Knochen, bilden Salze und lagern sich in die Gewebe ein. Das gleiche gilt für sehr viele andere Kosmetika, wie Haarsprays, Bodylotions, Make-ups usw.

Über die Lymphbahnen gelangen sie zu den Gelenken, kristallisieren aus und lagern sich in die Gelenkkapseln, Bänder, Gelenkknorpel bis ins Gelenkinnere. Dadurch entstehen Entzündungen und die Gelenke werden immer weniger belastbar. Schließlich wird der Knochen spröde und kann sich selbst bei geringer Belastung verformen. Der Säuregehalt der Kosmetika steht so gut wie nie auf den Verpackungen. Aber mit sog. pH-Indikatorpapieren, die man in jeder Apotheke bekommen kann, kann man einfach einen Säure-Basen-Test machen und den Säuregehalt seiner Kosmetika überprüfen, um zu entscheiden, ob man seinen Körper weiter dieser Mixtur unterziehen will.

Ähnliches gilt auch für handelsübliche Putz- und Reinigungsmittel, mit denen wir direkten Hautkontakt haben. Über unsere Haut und Atemwege gelangen diese in unseren Körper mit all ihren

---

[5] In dem Buch "Die Bombe unter der Achselhöhle" gibt der Arzt Dr. med. Walter Mauch viele praktische Tipps.

verheerenden Folgen für unsere Gesundheit. Mit normalem Kochsalz, Kaisernatron und Zitrone lassen sich die meisten Gegenstände in unserem Haushalt ebenfalls hervorragend reinigen – ohne all diese Nachteile und wesentlich preiswerter.

Viele kosmetische Cremes und Lotions enthalten Glycerin, das dem Körper Wasser entzieht. Für eine kurze Zeit bewirkt dies eine Straffung der Haut und es scheint, als ob Falten gemildert werden könnten. Auf längere Sicht wird durch den Wasserentzug die Haut noch faltiger und fängt an zu spannen. Solche chemischen Cremes lassen sich beispielsweise mit natürlicher Sheabutter oder Kokosnussöl ersetzen. Neben dem Glycerin enthalten viele kosmetischen Cremes und Lotions weitere chemische Zusätze, die säurehaltig sind und daher ungünstig bei einer Arthrose.

3.4 Die eigene Übersäuerung messen

Um zu wissen, wie sauer Ihr eigener Körper bereits ist, ist es ratsam, den pH-Wert zu messen oder messen zu lassen. Sie können dies mit pH-Teststreifen aus der Apotheke relativ einfach selbst überprüfen. Am besten messen Sie dazu den pH-Wert Ihres Speichels. Dieser Wert ist das beste Spiegelbild des pH-Werts des Körpers. Bei einem gesunden Menschen liegt er zwischen 6,8 und 7,1.

Wenn Sie den pH-Wert über den oralen Speichel messen, sollten Sie etwa 2 Stunden vor der Messung nichts mehr essen oder trinken. Der Teststreifen wird kurz mit dem Mundspeichel befeuchtet, z.B. auf der Zunge. Vergleichen Sie dann die Farbe des Teststreifens mit der Farbskala, die den Teststreifen normalerweise beiliegt.

Aber auch eine Messung im Urin ist möglich. In diesem Fall wird der Teststreifen kurz in den Mittelstrahlurin getaucht. Der pH-Wert sollte zwischen 5 und 7,5 schwanken. Wenn er unter 5 liegt, ist der Urin zu sauer.

Es ist wichtig, dass Sie mindestens 3 Tage vor der Messung auf Nahrungsergänzungsmittel verzichten, sonst können Sie den Zustand Ihres Körpers nicht messen. Da einmalige Messungen keine wirklichen Informationen liefern, messen Sie zu Beginn am besten eine Woche lang jedes Mal, wenn Sie auf die Toilette gehen, und notieren Sie sich den Wert und die Uhrzeit. Machen Sie sich Notizen darüber, was Sie essen und trinken. Tragen Sie die Werte dann in ein Diagramm ein.

Idealerweise zeigt der pH-Wert im Laufe des Tages Schwankungen und ist nicht konstant!

Bei einem gesunden Menschen ist der Morgenurin sauer, weil er über Nacht Säuren ausscheidet. Er sollte unter pH 6,5 liegen. Etwa 2 Stunden nach dem Aufstehen sollten alle Werte einen pH-Wert über 6,4 erreichen.

Übrigens, der pH-Wert ist ein logarithmischer Wert. Ein pH-Wert von 5,5 ist 100-mal saurer als ein pH-Wert von 7,5, d.h. es wird eine 100-mal größere Menge an Säure ausgeschieden, was bedeuten kann, dass große Mengen an Säure gespeichert werden.

Wenn Sie morgens saure pH-Werte und tagsüber neutrale bis basische pH-Werte haben, dann scheinen Sie bereits relativ gesund zu leben. Es gibt jedoch auch "versteckte Säuren", die in den Zellen gespeichert werden können. Es ist wichtig, nicht nur das Gewebe, sondern auch die Zellen zu entsäuern.

Um solche versteckten Säuren aufzuspüren, ist die Dynamik des pH-Werts im Laufe des Tages aufschlussreich. Je größer die Dynamik ist, d.h. je stärker die Tageswerte schwanken, desto besser. Wenn die Werte beispielsweise nur zwischen pH 6,7 und ph 7,3 schwanken, dann wäre dies eine kleine Schwankung, die auf versteckte Säuren hinweist.[6]

[6] Anleitungen und Möglichkeiten zur Auswertung der pH-Wert Messung im Gesundheitsforum unter www.agenki.de

4: Ernährung und Lebensqualität

Das lateinische Zitat *"Mens sana in corpore sano"* weist darauf hin, dass gesunder Geist einen gesunden Körper braucht. Und hier spielt unsere Ernährung einen ganz erheblichen Part, wenn wir gesund sein und uns heilen wollen.

Es wird leider nach wie vor behauptet, es gäbe keinen wissenschaftlichen Beleg dafür, dass die Ernährung einen erheblichen Anteil an der Gesundung eines Menschen hat. Das ist allerdings nicht korrekt. Es gibt inzwischen eine Vielzahl an medizinischen Studien zu Arthrose, die die positiven Auswirkungen der Ernährung auf Arthrose belegen (s. Anhang: Medizinische Studien).

Schon in den frühen 1990er Jahren hat Jens Kjeldsen-Kragh von der Universitätsklinik in Oslo mit zwei gleichartigen Studien den wissenschaftlichen Beweis dafür geliefert, dass unsere Ernährung einen wesentlichen Anteil an diesem Krankheitsgeschehen hat. Bei den mit einer speziellen Kost ernährten Patienten war eine deutliche und anhaltende Besserung eingetreten. Alle Speisen, die für eine verstärkte Säurebildung verantwortlich sind, wurden gestrichen und durch frische, pflanzliche Kost wie Obst, Salate und Gemüse ersetzt.

Der Frage nach der richtigen Ernährung bei Arthrose ist auch die Chemikerin und Ernährungsberaterin Ana Maria Lajusticia Bergasa nachgegangen und beschreibt in ihrem Buch "*Kampf der Arthrose*" eindrucksvoll, welche Substanzen aus biochemischer Sicht dem Körper zugefügt werden müssen, damit sich Gelenkknorpel bilden kann und belegt anhand von vielen Patientengeschichten den Erfolg ihrer Theorie, dass man mit der richtigen Ernährungsweise großartige Erfolge erzielen kann.

Und sie kommt zu der Erkenntnis, dass sich Knorpelgewebe nur dann wiederaufbauen kann, wenn wir die notwendigen Stoffe zuführen, die wir ihm entziehen. Allein nur dadurch, dass ihre Patienten ihre Ernährung auf eine Magnesium-, Vitamin-C und proteinreiche Kost umgestellt hatten, hatte sich deren Krankheitsbild signifikant verbessert.

Zu den Bestandteilen einer von Bergasa empfohlenen Ernährung gehören Proteine, Magnesium sowie ausreichend Vitamin C. Wenn diese Bestandteile nicht in unserer täglichen Ernährung enthalten sind, dann sind Abnutzungserscheinungen in unseren Gelenken die unmittelbare Folge. Dies wird folgendermaßen begründet:

PROTEINE

Ein Großteil des Knorpelgewebes und der Gelenkschmiere besteht aus Proteinen. Beim Abbau liefern sie uns die Aminosäuren, aus denen unser Körper die notwendigen Proteine aufbauen kann, wie das Kollagen und das Elastin der Knorpelmasse, die Schmiermittel der Gelenkflüssigkeit, die Antikörper, Enzyme usw.

Kollagen ist ein Strukturprotein, ein Eiweiß, das für Festigkeit und Flexibilität des Bindegewebes verantwortlich ist. Es macht 25-30% des Proteins von Tieren und Menschen aus.

Die meisten von uns nehmen aber bereits viel zu viele tierische Eiweiße zu sich, sodass wir eher darauf achten sollten, nur wenige hochwertige tierischen Eiweiße zu uns zu nehmen. Die vegetarische Küche mit gelegentlich frischem Fisch ist für eine hochwertige Arthroseernährung sehr zu empfehlen.

MAGNESIUM

Im Zellinneren muss eine bestimmte Konzentration an Magnesium vorliegen, um die komplexen chemischen Vorgänge in unserem Körper, sprich unseren Stoffwechseln, zu steuern. Der Aufbau aller Proteinen, Hormone, Enzymen, Antikörpern, Nukleinsäuren wie DNS und RNS, sowie Neurotransmitter ist zwingend an das Vorhandensein bestimmter Magnesiumkonzentrationen im Zytoplasma der Zellen gebunden.

Magnesium hilft bei der Reparatur fehlerhafter DNS-Stränge und repariert Zell-Mutationen. Ohne genügend Magnesium kann unser gesamter Stoffwechsel nicht normal ablaufen und führt zwangsläufig zu einem Magnesiummangel in unserem Körper mit all seinen Folgeerscheinungen.

Die US-amerikanische Ernährungsforscherin Prof. Dr. Edith Muriel Carlisle hat darüber hinaus in einer Studie herausgefunden, dass die größte Magnesiumkonzentration in der Knochenhaut anzutreffen ist.

VITAMIN C

Dieses Vitamin ist eines der wichtigsten Vitamine zur Unterstützung des Immunsystems. Neben seiner Bedeutung für so vielen Vorgängen im menschlichen Körper, wie seine Fähigkeit, sogenannte Freie Radikale unschädlich zu machen, hat Vitamin C maßgebliche Bedeutung für den Kollagenaufbau und für die Bildung des Bindegewebes.

Bindegewebe ist Bestandteil von Knochen, Knorpeln und der Epidermis (Haut) und verleiht diesen Widerstandskraft und Elastizität. Beim Knorpelwachstum und beim Aufbau der Knochengrundsubstanz spielt Vitamin C daher eine ganz entscheidende Rolle. Es verzögert zudem den Abbau der sogenannten GAGs (Gerüstsubstanz des Knorpels) und ist damit unverzichtbar für Aufbau, Instandhaltung und Regeneration von Bindegewebe und Knorpel. Ohne Vitamin C kann die Synthese der Kollagenfasern und der Grundsubstanz nicht ablaufen. Menschen, die reichlich Vitamin C zuführen, sind zudem besser vor schmerzhaften Gelenkentzündungen geschützt.

KIESELSÄURE / SILIZIUM

In wissenschaftlichen Studien hat die Ernährungsforscherin Dr. Carlisle zudem beweisen können, dass ohne Silizium kein Wachstum von Pflanze, Tier und Mensch möglich ist und Silizium eine ganz entscheidende Bedeutung hat im Mineralstoffwechsel, im Knochenaufbau und in allen Wachstumsprozessen.

Als Kieselsäure werden die Sauerstoffsäuren des Siliziums bezeichnet. Bei ausreichender Versorgung mit Silizium produziert der Körper einerseits mehr kollagene Fasern, andererseits mehr Knorpelgrundsubstanz. Silizium ist sozusagen ein Baumeister unserer Knochen und unseres Skelettes.

Zu den wichtigsten Funktionen von Siliziumverbindungen zählen unter anderem:

- die Steuerung des Magnesium- und Kalziumstoffwechsels,
- Baustein des Knochen- und Knorpelgewebes
- die Regulierung der Funktionen im Verdauungstrakt,
- die Biosynthese des Eiweißes sowie die Verzögerung und
- die Hemmung des biologischen Alterungsprozesses.

Ohne Silizium würden manche Lebensvorgänge mit der Zeit langsamer werden oder würden ganz erliegen. Ohne Silizium gäbe es keinen Eiweiß-Stoffwechsel, dafür aber einen verstärkten

Fettstoffwechsel. Silizium fördert den Zellstoffwechsel und den Aufbau neuer Körperzellen. Es hemmt frühzeitiges Altern und ist damit auch als Anti Aging Spurenelement bekannt. Das Bindegewebe kann nur mit Hilfe von Silizium straff bleiben. Die Blutgefäße bekommen durch Silizium ihre Elastizität und Festigkeit.

BOR

In letzter Zeit hört man viel über ein weiteres wichtiges Mineral: Bor. Viele kennen Borax als simples Insektenmittel und Waschpulver-Tensid. Borax ist ein natürlich vorkommendes Mineral, das abgebaut und zu verschiedenen Borverbindungen verarbeitet wird. Die chemische Bezeichnung lautet Natriumtetraborat-Decahydrat oder Dinatriumtetrabora-Decahydrat oder einfach Natriumborat.

Borax ist das Natriumsalz der schwachen Borsäure. Durch das Natrium hat Borax einen pH-Wert von 9-10, ist also stark basisch.

Bor ist in allen Pflanzen und unverarbeiteten Lebensmitteln enthalten. Eine Ernährung mit ausreichend Obst und Gemüse versorgt uns normalerweise mit 2-5 mg Bor pro Tag (abhängig, wo und wie die Lebensmittel angebaut wurden).

Durch chemische Dünger wird leider die Aufnahme von Bor aus dem Boden gehemmt, sodass unsere heutigen Lebensmittel viel weniger Bor enthalten vor noch vor 50 oder 100 Jahren. Das heißt, anstatt 2-5 mg Bor pro Tag nehmen wir nur noch 1-2 mg Bor oder noch weniger zu uns.

Es gibt einen Zusammenhang zwischen Bor und Arthrose. Wenn wir zu wenig Bor zu uns nehmen, dann wird Calcium aus den Knochen und Zähnen freigesetzt. Die Folge ist, dass der Calciumspiegel im Blut ansteigt. Dies wiederum führt zu Gelenkarthrose und anderen Arthrose- und Arthritisformen.[7]

Vitamintabletten und Fruchtsäfte?

Multivitaminpräparate oder Fruchtsäfte haben leider nicht den gewünschten Effekt, den man sich wünschen würde und sind bei einem Vitamin- und Mineralstoffmangel nur bedingt geeignet.

Einer der Gründe liegt sicherlich darin, dass der Körper nicht genügend Mineralstoffe wie Magnesium hat. Vitamine katalysieren eine Menge an Stoffwechselvorgängen im Körper. Dies gelingt aber nur, wenn genügend Mineralstoffe vorhanden sind. Die Mineralstoffe werden wiederum ebenfalls als Katalysator für ihren Vorgang genutzt, den sie katalysieren. **Ohne Mineralstoffe können die Vitamine aber keine Stoffwechselvorgänge steuern.** Man kann sagen, ohne Mineralstoffe läuft gar nichts im Körper, da nutzen die besten Vitamintabletten nichts.

---

[7] siehe auch unter http://www.nexus-magazin.de/artikel/lesen/die-borax-verschwoerung-das-aus-fuer-die-arthrose-heilung

Zum anderen sind übliche Vitamintabletten auf rein chemischer Basis und nicht auf natürlicher Basis. Ascorbinsäure kann aber kein natürliches Vitamin C, die Ballaststoffe und Mineralien eines Apfels ersetzen.

Und Säfte sind Fruchtkonzentrate, die Säure bildend wirken können und daher eher zu einer Übersäuerung beitragen. Um Vitamine und Mineralien für den Körper verwertbar zu machen, benötigt man aber eher die ganze Frucht, inklusive der im Fruchtfleisch enthaltenen Fermente.

Fruchtsäfte sind daher zwar für einen völlig gesunden Menschen geeignet, nicht aber, um Vitamine und Mineralien aus normalen Früchten zu ersetzen.

Ich möchte daher dringend vor diesen Vitamin- und Mineralstofftabletten warnen, die man in jedem Supermarkt zu kaufen bekommt, da sie einem vorgaukeln, man würde etwas Gutes für seinen Körper tun und ihn ausreichend mit Vitaminen versorgen. Selbst bei teuren Vitaminpräparaten aus der Apotheke ist Skepsis angebracht.

Das Problem ist, dass unser Körper „chemische Vitamine" überhaupt nicht oder nur in einem unzureichenden Maße verwerten kann. Jeder Apfel, den man isst, ist solchen Präparaten um Längen voraus - und zudem auch viel günstiger.

Aufgabe:

Schreiben Sie in der kommenden Woche jeden Tag auf, was Sie essen und trinken: Wie viel Kaffee trinken Sie pro Tag, wie viel Alkohol? Rauchen Sie? Wie oft essen Sie Fleisch und Wurst, Brot und Gebäck? Was ist mit Milchprodukten?

So bekommen Sie ein besseres Gefühl dafür, wie oft Sie Ihrem Körper saure Produkte zuführen.

5: Welche Nährstoffe braucht der Mensch

Bevor ich näher auf den Ernährungsplan für Arthrose eingehe, möchte ich einen kleinen Ausflug in die Welt der Nährstoffe machen.

Sicherlich wollen Sie nicht nur Ihre Arthrose heilen, sondern auch nicht an anderen möglicherweise schlimmeren Krankheiten erkranken. Daher stellt sich die Frage, ob alle genannten Vitamine und Mineralstoffe für eine gesunde Ernährung ausreichen, oder welche anderen Elemente der Mensch zur Erhaltung seiner Gesundheit benötigt.

In diesem Zusammenhang sollte man wissen, dass JEDES der 81 Elemente des Periodensystems in unserem Körper vorhanden ist. Es stellt sich also die Frage, warum nur so wenige Elemente (etwa 20) offiziell als essentiell eingestuft werden und unter der Bezeichnung "Nahrungsergänzungsmittel" verkauft werden dürfen. Einen interessanten Beitrag zu diesem Thema finden Sie auf YouTube von dem Lebensmittelchemiker Dr. Andreas Noack "Geheimakte Lebensmittel". Dr. Noack erläutert eindrucksvoll, dass wir weit mehr als nur die genannten 20 Elemente brauchen, um gesund zu leben. Und dass in den USA andere Elemente als lebensnotwenig gelten als bei uns, was auch etwas merkwürdig ist.

Man benötigt z. B. **Lithium** für die Gesunderhaltung des Gehirns. Ohne Lithium wird kein Serotonin umgewandelt und damit werden keine Glückshormone produziert (die Folge sind beispielsweise Depressionen). Dies steht beispielsweise nicht auf dieser EU-Liste der Nahrungsergänzungsmittel, in den USA wird es aber als Anti-Aging-Mittel verkauft.

Auch **Strontium**, bei dem viele denken, dass es sehr gefährlich sei, ist wichtig für uns, damit sich Calcium überhaupt im Knochen einlagern kann (nur das radioaktive Strontium ist gefährlich).

Besonders die **Edelmetalle** sind sehr wichtig für den Menschen, da sie die höchste katalytische Aktivität haben. Platin ist ein wichtiger Wirkstoff in der Chemotherapie. Kolloidales Gold erhöht die Aktivität im Gehirn und gleicht die Aktivität zwischen der linken und der rechten Gehirnhälfte aus. Silber ist ein natürliches Antibiotikum und lässt Wunden schneller heilen.

Selen war sogar lange Zeit verboten und schaffte es erst kürzlich auf diese Liste, obwohl schon lange Zeit bekannt war, dass es in der Krebstherapie hervorragende Dienste leistet. Leider sind die Böden in Deutschland arm an Selen.

Vanadium ist wichtig bei Diabetes, Rubidium macht selbstbewusst und stärkt das Selbstvertrauen. Auch dieser Stoff ist nicht mehr in unserer Nahrung enthalten, sodass die Menschen immer mehr verunsichert und verängstigt sind.

Selbst **Arsen** ist wichtig und ist ein Standardwirkstoff bei Leukämie. Auch Quecksilber braucht der Mensch. Bei zu wenig Quecksilber kommt es zu Wachstumsstörungen.

Germanium kommt in natürlicher Form in Knoblauch, Ginseng und Ingwer vor und ist der Anti-Aging-Wirkstoff schlechthin.

Und auch die meist verteufelten **Schwermetalle** braucht unser Körper – ohne Schwermetalle im Körper wären wir nicht lebensfähig.

Man kann sich also fragen, wieso auf der EU-Liste nur so wenige Elemente als "lebensnotwendig" eingestuft werden, wenn wir doch eigentlich alle im Körper besitzen und brauchen.

Und vor allem, wie schafft es eine Substanz, um auf die EU-Liste zu kommen? Die Voraussetzung hierfür ist, dass eine Substanz chemisch separiert werden kann. Die meisten Substanzen kommen aber nur in Verbindung mit anderen Elementen vor und können nicht so ohne weiteres chemisch getrennt werden. Daher ist ihre Klassifizierung auch schwierig. Dies ist sicher einer der Gründe, warum nur so wenige Elemente auf der EU-Liste als „lebensnotwendig" stehen.

Ein anderer Grund mag mit dem sog. "**Codex Alimentarius**" zusammenhängen. Es handelt sich hierbei um ein über 5000-seitiges Regelwerk an EU-Richtlinien. Es bildet den Hintergrund dessen, warum wichtige Erkenntnisse und Heilmittel vorenthalten werden und warum sich die einzelnen Länder daran binden, obwohl sie an sich nur Empfehlungen darstellen und für den Menschen alles andere als heilsam und gesund sind.[8]

Hinzu kommt ein Begriffswirrwarr. Was genau sind Mikronährstoffe, Mineralien, Spurenelemente, Ultra-Spurenelemente, Schwermetalle, sekundäre Pflanzenstoffe, Vitamine usw. Die US-Ärzte vereinfachen die Sache und bezeichnen alles, was nahrungsbasierte Substanzen mit einer Wirkung enthält, als "Nutrazeutika". Hierzu zählen alle Elemente, die auf der Welt existieren.

---

[8] Dr. Gottfried Lange klärt über die Einzelheiten dieses äußerst besorgniserregenden Codex Alimentarius auf. Seine aufschlussreichen Beiträge findet man unter YouTube.

6: Ernährungsplan

Um den Körper effektiv von Arthrose zu heilen und gesund zu bleiben, muss unsere Ernährung gesund sein. Wenn sie es nicht ist, müssen wir sie entsprechend ändern. So einfach ist das.

Dazu müssen wir nur die ungesunden und minderwertigen Lebensmittel reduzieren und sie durch gesunde und hochwertige Lebensmittel ersetzen, die genügend Mineralien und Vitamine, hochwertiges Eiweiß und gesunde Kohlenhydrate enthalten. Darüber hinaus sollte die Ernährung unsere Enzyme und unser Immunsystem mit den notwendigen Nährstoffen versorgen, da dies die wichtigsten Zellen im Körper sind.

Außerdem muss die Ernährung ein ausgewogenes Verhältnis zwischen basischen und sauren Lebensmitteln aufweisen, d.h. in einem Säure-Basen-Gleichgewicht sein.

Wenn Sie Ihre Ernährung umstellen, denken Sie bitte daran: Wahre Gesundheit schmeckt viel besser, als jedes Essen schmecken kann! Seien Sie also bitte nicht beunruhigt, wenn Sie sich von vielen lieb gewonnenen Gewohnheiten in Ihrer täglichen Ernährung besser verabschieden sollten.

Tipp: Suchen Sie nach qualitativ hochwertigen Lebensmitteln und bereiten Sie sie so zu, dass sie Ihnen schmecken. Es macht wenig Sinn, ein minderwertiges Lebensmittel zu essen und es mit etwas Hochwertigem zu "garnieren".

Hier sind ein paar einfache und leicht umzusetzende Regeln, mit denen Sie ungesunde und minderwertige Lebensmittel durch hochwertige Lebensmittel ersetzen oder ganz weglassen können.

6.1 Minderwertige Lebensmittel

Kaffee, schwarzer Tee

Zur Herstellung werden diese Lebensmittel hoch erhitzt und die Enzyme zerstört. Sie sind daher für eine gesunde Ernährung ungeeignet.

- Empfehlung: Ersetzen Sie Kaffee und schwarzen Tee durch grünen Tee, ayurvedischen Tee, Kräutertee, Rooibostee, Moringa-Tee und gegebenenfalls Lupinenkaffee. Dieser schmeckt ähnlich wie Bohnenkaffee, ohne übermäßig zu säuern.

Industriezucker

Industriezucker ist ein Abfallprodukt der Lebensmittelverarbeitungstechnologie ("raffinierter Zucker"). Er enthält keine Mineralien oder Vitamine. Industriezucker wird fast allen verarbeiteten Lebensmitteln zugesetzt.

- Empfehlung: ersetzen Sie ihn durch Kokosblütenzucker, Birkenzucker, Stevia oder Xylitol.
- Tipp: Vermeiden Sie alle Produkte mit einem hohen Zuckergehalt (Backwaren, Süßigkeiten, Ketchup usw.)

Kochsalz

- Empfehlung: Ersetzen Sie das Kochsalz durch ein hochwertiges Salz, z.B. Kristall- oder Steinsalz (Halit-Salz; Alexander-Salz / Himalaya-Salz); verwenden Sie Kräuter zum Würzen anstelle von Salz.
- Tipp: Dünsten Sie das Gemüse, anstatt es zu kochen - so bleiben die Aromen besser erhalten und Sie müssen weniger salzen.

Fleisch

Fleisch enthält sehr viele Phosphate – ganz besonders Schweinefleisch.

- Tipp: Reduzieren Sie Ihren Fleischkonsum; essen Sie keine Tiere aus Massentierhaltung (auch nicht aus Aquakultur). Seien Sie sich bewusst, dass Sie alles essen, was den Tieren zu essen gegeben wird, all das Leiden, den Stress beim Schlachten, die Versklavung - all das essen Sie. Wenn Sie nicht ganz auf Fleisch verzichten wollen, ist Lammfleisch die beste Wahl. Lammfleisch ist noch relativ gesund und unbelastet.

Salatdressing

Fertige Salatdressings enthalten meist viel Zucker und/oder Salz.

- Tipp: kaltgepresstes Olivenöl mit Zitrone und vielen frischen Kräutern; auch Kürbiskernöl ist sehr gesund.

Nahrungsmittel mit künstlichen Zutaten

Vermeiden Sie Produkte mit Konservierungsstoffen, Speisegelatine, Glutamat, Geschmacksverstärkern, Farbstoffen und künstlichen Süßungsmitteln aller Art.

Wurst

Wurst enthält wie Fleisch sehr viele Phosphate - neben weiteren chemischen Zusatzstoffen.

- Tipp: Streichen Sie Wurst am besten ganz vom Speiseplan. Steigen Sie stattdessen auf andere Aufstriche um, z.B. Fetakäse mit Oliven oder Kräutern, vegetarische Aufstriche aus Avocados mit Kürbiskernöl, Salz, Pfeffer und Zitrone. Auch hier gilt: Jeder frisch zubereitete Aufstrich aus Gemüse, Ölen und Kräutern ist den Fertigprodukten in Bezug auf Energie-, Mineralstoff- und Vitamingehalt weit überlegen - und schmeckt in der Regel auch viel besser.

Phosphathaltige Getränke wie Cola und andere Softdrinks

Ersetzen Sie sie durch Wasser, stilles Mineralwasser oder Heilwasser. Bereiten Sie Ihr eigenes "Vitaminwasser" zu, indem Sie das Wasser mit Zitronen, Ingwer, frischer Minze, Beeren usw. anreichern.

Milchprodukte (Joghurt, Käse, Quark)

Der Mensch ist das einzige Lebewesen, das nach der Entwöhnung die Milch eines anderen Lebewesens trinkt. Die Milch einer Kuh ist eigentlich für ein Kalb gedacht, damit es schnell wächst. Die Proteine in der Milch sind nicht gut für einen erwachsenen Menschen.

- Tipp: Versuchen Sie, Milch Schritt für Schritt aus Ihrer Ernährung zu streichen. Wenn Sie weiterhin Milch trinken möchten, kaufen Sie sie nur bei einem Bauern Ihres Vertrauens oder in einem Bioladen. Das Etikett "Biomilch" darf nur verwendet werden, wenn der Bauer seine Kühe nicht mit gentechnisch verändertem Soja, sondern mit normalem Gras füttert.

Es gibt inzwischen eine Vielzahl gesunder und leckerer Alternativen, wie Mandelmilch, Hafermilch, Reismilch usw. In der Regel steht auf diesen Produkten nicht "Milch", sondern "Stamm", da es in der EU verboten ist, solche Produkte unter dem Begriff Milch zu verkaufen. Oder bereiten Sie sich eine relativ einfache pflanzliche Milch zu, wie z.B. eine Mandelmilch.

Alkohol

Alkohol ist ein Sauerstoff-Killer! Alkohol entzieht dem Körper den lebensnotwendigen Sauerstoff.

- Tipp: Verzichten Sie auf Alkohol. Wenn Sie unbedingt Alkohol trinken wollen, belassen Sie es bei einem Glas Wein pro Woche.

Fastfood, Fertiggerichte, Mikrowelle

- Tipp: Streichen Sie diese Produkte ganz von Ihrer Einkaufsliste und bereiten Sie Ihr Essen in Zukunft selbst zu.

Backwaren und Getreideprodukte

Auch Backwaren und Getreideprodukte (ungekeimt), wie Brot, sogar Vollkornbrot, Nudeln, Pizza, Kekse - vor allem aus Weizen - sollten Sie nur in kleinen Mengen essen. Sie alle sind wasserarm und reich an Phosphaten.

6.2 Hochwertige Lebensmittel

Je frischer und "lebendiger" ein Lebensmittel ist, desto höher ist die Qualität des Lebensmittels. Wer die Möglichkeit hat, sollte sein eigenes Gemüse anbauen. Sie können auch Ihre eigenen Kräuter und Sprossen auf Ihrer Fensterbank anbauen. Oder wenden Sie sich an einen örtlichen Landwirt.

Obst und Gemüse

Gemüse und Obst in jeder Form zählen zu den hochwertigen Lebensmitteln. Unsere Darmflora benötigt unzerstörte pflanzliche Energie. Obst und Gemüse enthalten all die Nährstoffe, Mineralien und Vitamine, die der Mensch braucht – in den richtigen Verhältnissen zueinander. Gemüse sollte dabei am besten nur gedünstet werden und nicht gekocht.

Keimlinge und Sprossen

Keimlinge und Sprossen stellen hoch potente Enzymquellen dar. Durch den Keimprozess wird der Enzymgehalt von Getreide und Hülsenfrüchten gewaltig erhöht. Daher sind auch Sojabohnensprossen sehr gesund.

Nüsse, Kerne

In den kleinen Kraftpaketen stecken reichlich Ballaststoffe, Vitamine und Mineralstoffe.

Wurzeln

Wurzel- und Knollengemüse ist äußerst gesund und voller Inhaltsstoffe, ob Schwarzwurzeln, Sellerie, Möhren, Pastinaken, Rote Beete etc.

Pflanzenöle

Am besten immer kaltgepresste Öle verwenden, je abwechslungsreicher umso besser. Zu den gesündesten Pflanzenölen zählen Olivenöl, Kürbiskernöl, Sesamöl und Leinöl. Natürliche Öle sind die "Haut" unserer Zellen und bilden die Zellmembran.

Frische Kräuter, Wildkräuter

Wir sind es kaum noch gewohnt, bittere Nahrungsmittel zu essen. Dabei verwenden Pflanzen Bitterstoffe als Parasitenschutz. Um sich vor Parasiten zu schützen sind daher Wildkräuter und Heilkräuter sehr geeignet.

Übrigens, inzwischen ist jeder 3. Mensch auf der Welt mit dem Parasiten "Toxoplasmose gondii" infiziert. Nur weil etwas sehr klein ist, ist es nicht ungefährlich. Der beste Schutz vor Parasiten sind Bitterstoffe!

Eier (von freilaufenden Hühnern)

Frische Eier enthalten alle Proteine. Cholesterin macht die Blutgefäße flexibler und hat so etwas wie die Rolle eines Gendarmen im Blut. Es wird von unserem Körper selbst produziert.

Normalerweise ist es also kein Problem, öfter Eier zu essen. Aber sie sollten von Hühnern aus Freilandhaltung stammen, die noch natürliches Futter bekommen.

Wasser

Trinken Sie jeden Tag alkalisches Wasser, mindestens 2 Liter pro Tag. Ohne jegliche Zusätze, nur reines Wasser. Das Wasser löst alle Ablagerungen auf und verhindert sie.

Stilles Mineralwasser und Heilwasser sind sehr gut und dem normalen Leitungswasser vorzuziehen. Aber damit Ihr Körper entsäuert wird, sollte das Wasser einen hohen pH-Wert haben. Eine Möglichkeit, dies zu erreichen, ist die Anschaffung eines Wasserfilters, der den pH-Wert des normalen Leitungswassers anhebt.

Grüne Smoothies

Ein grüner Smoothie besteht aus Obst und grünem Blattgemüse und eignet sich hervorragend, um täglich die notwendige Menge an Mineralien und Vitaminen aus natürlichen Ressourcen aufzunehmen. Er schmeckt köstlich, ist schnell zubereitet und sehr gesund. Mit grünen Smoothies können Sie Ihren Körper entgiften und auch schnell abnehmen, wenn Sie einzelne Mahlzeiten vollständig durch sie ersetzen.

6.3 Ganzheitlicher Arthrose-Diätplan

Es gibt inzwischen viele Diätpläne. Aber nicht jeder möchte streng und langfristig nach einem Diätplan oder vorgeschriebenen Rezepten leben. Ich habe daher beschlossen, hier keine speziellen Rezepte zu veröffentlichen. Es ist viel wichtiger, Ihre eigenen Lebensmittel zuzubereiten und das Prinzip hinter einer Diät bei Arthrose zu verstehen, nämlich den Körper nicht zu übersäuern, sondern ihn basisch zu halten.

Mit "zubereiten" meine ich nicht das Aufwärmen, Auftauen oder die Mikrowelle, sondern das "normale" Kochen in einem Kochtopf oder Wok. Ich empfehle Ihnen also, Ihre täglichen Mahlzeiten jeden Tag aus gesunden, frischen Lebensmitteln zuzubereiten, die Sie gerne essen. Versuchen Sie vegetarische Gerichte mit Hirse, Couscous und Linsen oder entdecken Sie "altes" deutsches Gemüse wie Pastinaken und Schwarzwurzeln wieder. Oder probieren Sie die sehr reichhaltige, abwechslungsreiche und gesunde arabische Küche. Auch die vietnamesische und thailändische Küche mit Reis, Zitronengras, Tofu und Kokosnussmilch ist äußerst schmackhaft und gesund. Auch das können Sie wunderbar kombinieren.

Für die Leser, die nach einem konkreten Diätplan Ausschau halten, empfehle ich den sehr effektiven Diätplan **der deutschen Arthrose-Selbsthilfe**, basierend auf den Erkenntnissen des Arztes Prof. Dr. med. Lothar Wendt, der bereits vielen Arthrosepatienten geholfen hat. Diese Diät ist besonders geeignet für Menschen mit Übergewicht, da man mit dieser Diät schnell sein Gewicht reduzieren kann - was bei einer Kniearthrose am Anfang stehen sollte, um seine Knie zu entlasten.[9]

Es werden nach diesem Diätplan der sog. "ganzheitlichen Arthrose Therapie" ausschließlich pflanzliche Produkte verwendet und alles vermieden, was von einem Tier stammt, außer Butter. Zudem wird sehr detailliert beschrieben, wie, wann und was man täglich essen und trinken sollte.

Hier der **Diätplan der ganzheitlichen Arthrose-Therapie:**

1. **Frühstück:** Morgens nach dem Aufstehen direkt ein Glas warmes Wasser trinken, eine halbe Stunde später eine Tasse grünen Tee.

Beispiel: 07:00h: 1 Glas warmes Wasser; 07:30h: 1 Tasse grüner Tee

2. **Vormittags:** Im Abstand von 1-2 Stunden 3 Obstmahlzeiten, zu denen nur jeweils eine Sorte Obst gegessen werden darf, wobei nur die letzte Mahlzeit eine Banane sein kann.

Beispiel: 08:00h: 1 Apfel; 09:30h: 1 Mandarine; 11:00h: 1 Banane

3. **Mittagessen:** Dies besteht aus

---

9 siehe auch unter www.Arthroseselbsthilfe.de

a. Vorspeise: gemischter Salat (mit Pflanzen von unter und über der Erde (Beispiel: Möhren + Blattsalat) mit einem Dressing aus Olivenöl und Zitrone,

b. Hauptspeise: wahlweise (Naturreis, Vollkornnudeln, Hirse, Bulgur, Pellkartoffeln) + (gedünstetes Gemüse).

4. **Abendessen:** Vollkornbrot mit vegetarischem Aufstrich (Beispiel:Apfel-Zwiebel-Aufstrich, Auberginenmus, Hummus - Kirchererbsen-Aufstrich, Guacamole - Avocado-Aufstrich)

5. **Zwischenmahlzeit:** Für den Hunger zwischendurch Nüsse und Müsli.

Dieses Ernährungsprinzip erlaubt die Zusammenstellung der unterschiedlichsten Gerichte, denn gerade beim Salat, Gemüse und dem vegetarischen Brotaufstrich gibt es große Möglichkeiten für Abwechslung.

Wer dennoch ein Kochbuch sucht, für den ist zum Beispiel das vegetarische Kochbuch von Rosemarie Muth oder Astrid Schaper aus dem Feldburg Verlag zu empfehlen. Sehr gut geeignet sind natürlich auch basische Rezeptbücher um seinen Körper zu entsäuern.

Tipp! Wählen Sie aus solchen Diätplänen und Kochbüchern die Gerichte mit Zutaten aus, die Sie persönlich mögen. Stellen Sie Ihre eigenen Mahlzeiten nach Ihren Kochkünsten zusammen. Nur wenn es Ihnen wirklich schmeckt, werden Sie solche Speisen auf Dauer essen und nichts vermissen.

Wenn Sie noch Appetit auf Fleisch haben, essen Sie es bewusst und beschränken Sie es auf maximal einmal pro Woche. Wenn möglich, essen Sie nur Fleisch aus biologischer Landwirtschaft und keine Tiere aus Massentierhaltung.

Und wenn Sie ab und zu Lust auf ein Glas Wein haben, ist das auch in Ordnung. Aber es ist nicht ratsam, jeden Tag Alkohol zu trinken. Ähnlich verhält es sich mit Kaffee. Ein guter Kaffee oder Espresso ab und zu ist überhaupt kein Problem - aber nicht jeden Tag!

Das Wichtigste ist: Geben Sie nicht die Eigenverantwortung auf und sagen Sie dann: "Ich habe die Diät jetzt x Monate lang ausprobiert - aber sie funktioniert nicht." Natürlich funktioniert sie nicht bei jedem. Jeder Mensch ist anders, hat andere Bedürfnisse und Geschmäcker. Ernähren Sie sich gesund und essen Sie täglich mehrere Portionen frisches Obst und Gemüse, um Ihren Bedarf an Vitaminen, Mineralstoffen und gesunden Proteinen zu decken und Ihren Körper nicht zu übersäuern.

7: Mineralien, Vitamine & Co.

Nachfolgend sind einige Lebensmittel als Anregung aufgelistet, damit Sie selbst überprüfen können, inwieweit Ihre Lebensmittel bereits genügend Nährstoffe enthalten und bei Ihrem nächsten Einkauf mehr darauf achten können.

MAGNESIUM

Optimal ist eine Tagesdosis von 375 mg Magnesium. Magnesium ist in folgenden Lebensmitteln enthalten:

- 100 g Weizenkleie enthalten: 550 mg Magnesium
- 100 g Kürbiskerne enthalten: 535 mg Magnesium
- 100 g Sonnenblumenkerne enthalten: 420 mg Magnesium
- 100 g Sesamsamen enthalten 370 mg Magnesium
- 100 g Sojamehl, halbfett enthält: 268 mg Magnesium
- 100 g Mandeln enthalten: 252 mg Magnesium
- 100 g Weizenkeime enthalten: 250 mg Magnesium
- 100 g Sojabohnen enthalten: 247 mg Magnesium
- 100 g Hirse enthält: 170 mg Magnesium
- 100 g Naturreis enthält:157 mg Magnesium

- 100 g Kichererbsen enthalten 155 mg Magnesium
- 100 g Schokolade (halbbitter) enthält: 150 mg Magnesium
- 100 g Erdnüsse enthalten: 150 mg Magnesium
- 100 g Walnüsse (ohne Schale) enthalten 135 mg Magnesium
- 100 g Haferflocken enthalten: 140 mg Magnesium
- 100 g Haselnüsse (ohne Schale) enthalten: 99 mg Magnesium
- 100 g Feigen enthalten: 70 mg Magnesium
- 100 g Bananen enthalten: 35 mg Magnesium
- 100 g Rosinen enthalten: 35 mg Magnesium

VITAMIN C

Da der Körper Vitamin C nicht selbst herstellen kann, muss es über die Nahrung zugeführt werden. Über die Menge scheiden sich jedoch die Geister. Als Empfehlungen der Deutschen Gesellschaft für Ernährung (DGE) für den täglichen Bedarf an Vitamin C gilt ab März 2000 für Erwachsene ein Bedarf von 100 mg.

Die derzeit von US-Biochemikern empfohlene Menge liegt bei 400 mg für Erwachsene (also die 4-fache Menge von dem, was die DGE empfiehlt).

Das Thema „Wie viel?“ fasst der amerikanische Orthomolekularspezialist Dr. Patrick Quillen („*Beating Cancer with Nutrition*“) so zusammen:

- 10 mg/Tag schützen vor Skorbut
- 100 mg/Tag entsprechen der täglichen Empfehlung der DGE
- 200 – 300 mg/Tag würde jemand zu sich nehmen, der sich an die Empfehlung hält, 5 x am Tag Obst und Gemüse zu essen
- 300 mg/Tag an zusätzlich eingenommenem Vitamin C hat in Studien das Leben von Männern um 6 Jahre verlängert
- 1000 mg/Tag benötigen viele Menschen in Krankenhäusern um ihren Vitamin-C-Spiegel aufrecht zu erhalten
- 20.000 mg/Tag werden vielfach von Menschen eingenommen, die Krankheiten wie Aids, Krebs oder Virusinfektionen überwinden wollen.

Hier eine kleine Aufstellung an Lebensmitteln mit ihrem Gehalt an Vitamin C:

- 100 g Acerola-Kirschen enthalten: 1700 - 2100 mg Vit. C
- 100 g Hagebutten enthalten: 1250 mg Vitamin C
- 100 g Sanddornbeeren enthalten: 250 mg Vitamin C
- 100 g schwarze Johannisbeeren enthalten: 170 mg Vit. C
- 100 g Petersilie enthalten: 160 mg Vitamin C
- 100 g Kiwis enthalten: 141 mg Vitamin C
- 100 g Grünkohl enthalten: 130 mg Vitamin C
- 100 g Rosenkohl enthalten: 120 mg Vitamin C
- 100 g Brokkoli enthalten: 115 mg Vitamin C
- 100 g Paprikaschoten enthalten: 107 mg Vitamin C

- 100 g Spinat enthalten: 80 mg Vitamin C
- 100 g Erdbeeren enthalten: 62 mg Vitamin C
- 100 g Orangen enthalten: 50 mg Vitamin C
- 100 g Blumenkohl enthalten: 43 mg Vitamin C
- 100 g Zitronen enthalten: 43 mg Vitamin C
- 100 g Weißkohl enthalten: 36 mg Vitamin C
- 100 g Grapefruit enthalten: 32 mg Vitamin C
- 100 g Himbeeren enthalten: 25 mg Vitamin C
- 100 g Tomaten enthalten: 23 mg Vitamin C
- 100 g Süßkirschen enthalten: 15 mg Vitamin C
- 100 g Sauerkirschen enthalten: 12 mg Vitamin C
- 100 g Äpfel enthalten: 12 mg Vitamin C

All dies sind nur Näherungswerte. Es kommt immer darauf an, wie frisch das Obst und Gemüse ist. Es ist ein großer Unterschied, ob man einen Apfel direkt vom Baum isst oder erst, nachdem er 2 Wochen bei Zimmertemperatur im Obstkorb lag - und ob man die Schale mitisst oder nicht. 70% der Vitamine eines Apfels sitzen beispielsweise in der Schale – und auch die Kerne kann und sollte man sogar essen.

Da zu viel eingenommenes Vitamin C wieder ausgeschieden wird, gibt es kein Zuviel, eher ein Zuwenig. Besonders geeignet ist die Acerola-Kirsche (in getrockneter Form) als Nahrungsergänzung.

SILIZIUM (KIESELSÄURE)

Im Blut des Menschen befinden sich drei Formen von Silizium:

- 10% wasserlösliches Silizium,
- 60% mit Eiweißkörpern gebunden und
- 30% an Fette gebunden.

Der kontinuierliche Verlust von Silizium im menschlichen Körper ist je nach individuellem Stoffwechsel und Ernährungsgewohnheit unterschiedlich. Silizium kommt in der Natur nicht in freier Form, sondern immer als Oxid oder Silikat vor. In Pflanzen ist das Spurenelement häufig an Pektin oder Stärke gebunden. Die Siliziumgehalte sind in pflanzlichen Lebensmitteln wesentlich höher als in tierischen.

Durchschnittlich beträgt diese unvermeidliche Ausscheidung ungefähr 20-50 mg pro Tag. Diese beträchtliche und fortwährende Entfernung von Silizium aus dem menschlichen Organismus geschieht durch den Harn und den Stuhl, mit zusätzlichen Verlusten aufgrund der beständigen Hauterneuerung, dem Haarausfall und Haarnachwuchs und der Maniküre der Finger- und Fußnägel.

Der beständige und unvermeidbare Verlust von Silizium muss daher in ein hochwertiges Ernährungs- und Ergänzungsprogramm mit einkalkuliert werden.

Die Grundernährung sollte deshalb generell viele kieselsäurereiche Lebensmittel enthalten. Am einfachsten nimmt man es mit einem guten Mineral- oder Heilwasser zu sich. Dann hat man auch gleich seinen Wasserbedarf gedeckt und es ist auch für die Daueranwendung gut geeignet.

Ansonsten haben folgende Lebensmittel ebenfalls einen hohen Siliziumgehalt:

Zwiebel, Kartoffel (hier steckt das Silizium fast ausschließlich in der Schale), Rote Bete, Gartenkresse, Dill, Petersilie, Bananen, Tomaten, Lauch, Johannisbeeren (schwarz), Möhren und Rosinen.

Wir finden Silizium auch in Vollkorngetreide-Sorten Gerste, Weizen (besser die Körner im Müsli anstatt Backwaren), Hirse, Hafer, Mais, Vollkornreis. Vor allem die Hirse gilt als wertvoller und wichtiger Lieferant von Silizium.

BASISCHE BIS SAURE LEBENSMITTEL

Integrieren Sie mehr basische Lebensmittel in Ihren Speiseplan.[10]

SEHR BASISCH	BASISCH-NEUTRAL	SAUER – NEUTRAL	SEHR SAUER
Gewürze	Bananen	Nudeln	Kaffee
Gurken	Schnittlauch	Mandeln	Schwarzer Tee
Kichererbsen	Blumenkohl	Butter	Cola-Getränke
Oliven	Tomaten	Schokolade, bitter	Fleisch, Geflügel
Dill	Zwiebeln	Roggenbrot	Rosenkohl
Zwetschgen	Lauch	Knäckebrot	Käse
Rosinen	Kohlrabi		Reis
Karotten	Sauerkraut		Quark
Datteln	Kopfsalat		Fisch
Mandarinen	Weintrauben		Paranüsse, Erdnüsse
Rote Rüben	Kirschen		Spargel
Feigen, gedörrt	Äpfel, Birnen		Wurst, Schinken
			Weißbrot

[10] Basische Lebensmittelliste unter http://www.basische-produkte.de/lebensmittel/

8: Proteine

Damit alle Körperfunktionen aufrechterhalten, Körperzellen, Enzyme und Hormone produziert werden können, empfiehlt die Deutsche Gesellschaft für Ernährung für gesunde Erwachsene eine tägliche Eiweißzufuhr von 0,8 g Eiweiß pro kg / Körpergewicht. Dies entspricht etwa 10% des Gesamtenergiebedarfs eines Erwachsenen. Um möglichen Schäden vorzubeugen, wird außerdem empfohlen, eine Proteinzufuhr von maximal 2 g pro kg Körpergewicht nicht zu überschreiten, um die Nieren nicht zu schädigen.

Laut der deutschen Arthrose-Selbsthilfe ist es am besten, seinen Eiweißbedarf ausschließlich aus pflanzlichen Produkten zu decken und auf tierisches Eiweiß ganz zu verzichten. Fisch enthält jedoch auch viele andere wertvolle Inhaltsstoffe, wie Jod und Omega-3-Fettsäuren, so dass Sie einmal pro Woche frischen Fisch essen können. Nur Fleisch sollten Sie stark reduzieren.

Berechnungsbeispiel für eine Frau, 60 kg: der tägliche Eiweißbedarf liegt zwischen 48 und 120 g

Hier einige Nahrungsmittel mit ihrem Eiweißgehalt (je 100 g):

- 100 g Sojabohnen enthalten: 37 g Eiweiß

- 100 g Rotbarsch enthält: 18 g Eiweiß
- 100 g Seelachs enthält: 18 g Eiweiß
- 100 g Kabeljau / Dorsch enthält 17 g Eiweiß
- 100 g Erbsen enthalten: 20 g Eiweiß
- 100 g Camembert enthält: 18 g Eiweiß
- 100 g Magerquark enthält: 17 g Eiweiß
- 100 g Heilbutt enthält: 16 g Eiweiß
- 100 g Haferflocken enthält: 14 g Eiweiß
- 100 g Hühnerei enthält: 13 g Eiweiß
- 100 g Knäckebrot enthält: 10 g Eiweiß
- 100 g Forelle enthält: 10 g Eiweiß

9: Nahrungsergänzungen

Die Industrie der Nahrungsergänzungen geht einen anderen Weg als die Schulmedizin. Sie ermittelt die Bestandteile des beschädigten Kniegelenkknorpels und der Kniegelenkschmiere und bietet sie in Form von Kapseln, Pulver und Tabletten als sog. Nahrungsergänzungen an.

So wird beispielsweise Kollagen-Hydrolysat als Nahrungszusatz empfohlen, um das abgebaute Kollagen wiederaufzubauen.

Das Problem wie im Beispiel von Kollagen-Hydrolysat ist allerdings, "dass die Kollagensynthese im menschlichen Körper nicht dem Nahrungsangebot folgt. D. h. trotz der Ähnlichkeit zwischen menschlichem Kollagen und der Gelatine wird die Nahrungsgelatine nicht an den Ort der Kollagen-Biosynthese, also z. B. zu den Gelenken weitergereicht."[11]

Mit anderen Worten, wenn wir z. B. Kollagen-Hydrolysat in unserer Nahrung zu uns nehmen, heißt das nicht, dass dieses Mittel auch wirklich in unser krankes Gelenk gelangt. Zuvor wandert es

[11] Gutachten des Bundesinstitutes für gesundheitlichen Verbraucherschutz und Veterinärmedizin vom 19.01.1998

durch die Speiseröhre in den Magen und wird dort von der Magensäure zersetzt.

Ähnlich sieht dies die chemische Landesuntersuchungsanstalt Karlsruhe in einem Gutachten vom 11. Dezember 1997, in welchem dieses unter Bezugnahme auf das Bundesgesundheitsamt (BGA) ausführt: „*Die Synthese von Knorpel und Gelenkschmiere kann ernährungsphysiologisch nicht, z. B. durch die Zufuhr von Gelatine, beeinflusst werden.*“

Auch die Wirksamkeit von Glucosamin und Chondroitin, die ebenfalls in typischen Nahrungsergänzungsmitteln gegen Arthrose enthalten sind, konnte bis heute nicht bewiesen werden.

Eine von den National Institutes of Health (NIH) der USA initiierte multizentrische, placebokontrollierte, sechs Monate dauernde Blindstudie zur Wirksamkeit von Chondroitin und Glucosamin bei Arthrose des Knies ergab keinen statistisch signifikanten Effekt auf die Symptome der Arthrose bei Patienten mit leichteren Schmerzen. Gelenkschwellungen wurden gemindert. Behandlungseffekte wurden in einer Untergruppe der Patienten mit mittelschweren bis schweren Schmerzen festgestellt, jedoch war die Aussagekraft aufgrund der kleinen Patientenzahl in dieser Untergruppe nicht stichhaltig.

Das Ergebnis jüngerer Metastudien war, dass Chondroitinsulfat in Kombination mit Glucosamin die schmerzhafte

Symptomatik einer Knie- oder Hüftarthrose gegenüber Placebo nicht besserte und keinen Einfluss auf den Gelenkspalt hatte.[12]

Zusammenfassung:

- Alles, was wir mit unserer Nahrung zu uns nehmen, wird durch unseren Magen, die Leber, den Darm usw. höchst komplexen biochemischen Prozessen unterzogen; d. h. eine Kapsel mit einer Knorpelsubstanz wird nicht unbedingt zu den Gelenken weitergereicht, wie man sich das wünschen würde.
- Die Herangehensweise der Nahrungsergänzungsmittel Industrie wird nur bedingt zu einer wirklichen Heilung führen.

[12] Clegg DO, Reda DJ, Harris CL, Klein MA, O'Dell JR, Hooper MM, Bradley JD, Bingham CO 3rd, Weisman MH, Jackson CG, Lane NE, Cush JJ, Moreland LW, Schumacher HR Jr, Oddis CV, Wolfe F, Molitor JA, Yocum DE, Schnitzer TJ, Furst DE, Sawitzke AD, Shi H, Brandt KD, Moskowitz RW, Williams HJ: Glucosamine, chondroitin sulfate, and the two in combination for painful knee osteoarthritis. In: New Engl J Med. 354, Nr. 8, 2006, S. 795–808.

9.1 Bioverfügbarkeit

Lange Zeit hatte ich meine Ernährung mit Vitamin- und Mineralstofftabletten ergänzt, die ich meist als Brausetabletten im Supermarkt gekauft hatte. Außerdem hatte ich oft Ascorbinsäure als Vitamin-C-Ersatz eingenommen. Ich nahm daher an, dass ich ausreichend mit Vitaminen versorgt sein müsste.

Bis mich ein Orthopäde damit konfrontierte, dass ich mich in einem fortgeschrittenen Stadium einer Arthrose befinde, die angeblich unheilbar sei. Wie konnte so etwas passieren? Ich hatte immer geglaubt, dass ich mich gut und gesund ernähre. Erst mit der Zeit wurde mir klar, was mein Fehler war.

Ich möchte Nahrungsergänzungsmittel nicht per se verurteilen. Natürlich brauchen wir solche Ergänzungsmittel nicht wirklich, wenn wir mit unserer normalen Ernährung genügend Mineralien zu uns nehmen. Das Problem ist nur, dass die landwirtschaftlichen Böden heute stark entmineralisiert sind, so dass Gemüse und Salate heute oft nicht mehr genügend Vitamine und Mineralien enthalten.

Wenn Sie Ihren täglichen Bedarf an Vitaminen und Mineralien mit Nahrungsergänzungsmitteln ergänzen wollen, dann ist es immens wichtig, dass Sie keine chemischen, sondern nur natürliche Ergänzungsmittel verwenden. Der Grund dafür liegt in der sogenannten "Bioverfügbarkeit". **Unser Körper kann etwas nur**

aufnehmen und verwerten, wenn es bioverfügbar ist, d. h. wenn es organischen Ursprungs ist.

Es ist leicht vorstellbar, dass unser Körper nichts damit anfangen kann, wenn wir Eisen aus kleinen geriebenen Eisennägeln zu uns nehmen. Aber wenn wir Eisen aus Linsen oder schwarzen Johannisbeeren zu uns nehmen, dann hat die Pflanze das Eisen so umgewandelt, dass unser Körper es aufnehmen kann. Es ist sozusagen bioverfügbar geworden. Das Gleiche gilt natürlich auch für Magnesium. Daher können Sie die normalen Magnesium-Brausetabletten aus dem Supermarkt schlichtweg vergessen.

Wie viel, schätzen Sie, enthält eine Himbeere? 20 - 500 oder sogar 10.000?

Ich werde es Ihnen verraten. Eine einzige Himbeere enthält 2 Millionen Stoffe (!), aber nur sehr wenige davon werden von Ernährungswissenschaftlern als wichtig erachtet. Eine Himbeere ist also viel mehr als nur die Summe aus Vitamin C + Eisen + Kalium.

Außerdem sollten Sie bedenken, dass alle Nährstoffe in der Natur in einem ganz bestimmten Verhältnis vorkommen. Das bedeutet, dass die **isolierte Aufnahme von Nährstoffen in Form von Medikamenten nicht wirklich sinnvoll** ist!

Frische Mineralien sind hoch bioverfügbar, d. h. sie sind kleiner als 100 Nanometer und können so in den Zellen verarbeitet werden. Schon nach wenigen Stunden lagern sich die Mineralien zusammen und können so von den Körperzellen nicht mehr so gut aufgenommen werden. Dies bedeutet auch, dass ein Saft aus dem Supermarkt nie die gleiche Wirkung haben kann wie ein frisch gepresster Saft – auch wenn er im Kühlregal steht.

9.2 Nahrungsergänzungsmittel Vitamin C

Wenn Sie Ihren täglichen Vitamin-C-Bedarf durch zusätzliche Produkte ergänzen möchten, dann sollten Sie Produkte mit natürlichem Vitamin C einnehmen, wie z.B. Acerolapulver. Die Acerola-Kirsche ist reich an Vitamin C und enthält außerdem verschiedene B-Vitamine und Mineralien. Sie wächst hauptsächlich wild in den Trockenwäldern Mittel- und Südamerikas. Da sie sehr empfindlich und daher für den Transport ungeeignet ist, wird sie in Europa fast ausschließlich als Saft, getrocknet und in Pulverform verkauft. Beim Acerolapulver sind 1-2 g pro Tag ausreichend. Ich persönlich verwende das Acerolapulver von Robert Franz, aber es gibt sicher noch andere gute Hersteller.

Eine andere Variante bzw. Ergänzung ist "Moringa Oleifera". Dieser Baum ist auch als Meerrettichbaum bekannt, da die Wurzeln wie Meerrettich riechen. Er wächst in Ostafrika und Indien und wird mittlerweile auch in Südamerika auf Plantagen angebaut. Er wird auch "Baum des Lebens" oder "Wunderbaum" genannt. Die Blätter haben einen sehr hohen Vitamin C Gehalt und als Tee schmeckt er ausgesprochen lecker.

9.3 Nahrungsergänzung Kieselsäure (Silizium)

Von handelsüblichen Kieselsäurepräparaten (wie weiße Pulververbindungen, Kieselgele, Tabletten oder Kapseln mit

Kieselsäure) ist eher abzuraten. Das Problem dieser Präparate ist, dass sie kaum vom Darm verwertet werden können. Die Resorption liegt unter 1%. Wesentlich wirkungsvoller sind dagegen z. B. **Brennesselextrakte oder Ackerschachtelhalm-Extrakte** (die Tees enthalten zu wenige Wirkstoffe). Hier kann der Körper über 95% an Silizium aufnehmen und es reicht 1 Teelöffel pro Tag.

9.4 Nahrungsergänzung Magnesium und andere Mineralstoffe

Magnesium ist einer der wichtigen Mineralstoffe, die nicht ohne weiteres in ausreichender Menge allein über die Nahrung aufgenommen werden können. Oder Sie müssen Ihre Ernährung sehr konsequent umstellen - dann funktioniert es.

Wenn es Ihnen jedoch nicht gelingt, Ihren Magnesiumbedarf über die normale Ernährung zu decken, oder wenn in den Lebensmitteln mit hohem Magnesiumgehalt nichts für Sie dabei ist, dann sollten Sie darauf achten, dass Sie keine Magnesiumpräparate wie Magnesiumcitrat, Magnesiumchlorid oder Magnesiumcarbonat als Brausetablette aus dem Supermarkt einnehmen.

Der Nachteil solcher üblicherweise angebotenen Präparate ist, dass es sich chemisch gesehen um sogenannte Komplexe handelt. Diese haben jedoch keine Ladung und bewegen sich nicht. Damit sich das Magnesium im Körper bewegen kann, braucht der Körper "ionisiertes

Magnesium". Nur wenn ein Mineral ionisiert ist, wandert es direkt in die Zelle, d.h. nur Mg++ kann vom Körper aufgenommen werden. Nur dann ist es "bioverfügbar"!

Außerdem ist zu beachten, dass Magnesium immer mit Kalzium interagiert, d.h. es wird auch am besten zusammen eingenommen. Alle natürlichen Lebensmittel (Äpfel, Bananen usw.) enthalten Kalzium und Magnesium in einem Verhältnis von 2:1, was das optimale Verhältnis für den Körper ist. Abgesehen davon braucht unser Körper natürlich auch die vielen anderen Mineralien - und nicht nur Magnesium.

9.4.1 Sango Meereskorallen

Eine von Reinhard Danne (Arzt für Allgemeinmedizin und Naturheilkundler) empfohlene natürliche Nahrungsergänzung sind die "Sango Meereskorallen" aus Okinawa.

Sie enthalten genau das Verhältnis von 2:1 für Calcium und Magnesium und zudem 7**0 weitere Mineralien.** Ich selbst nehme das Produkt seit vielen Jahren und bin absolut begeistert. Man sollte aber darauf achten, das Produkt in möglichst reiner Form zu beziehen.

Auch wissenschaftlich wurden bereits einige Studien von Dr. med. K. Ishitani in Sapporo (1999) mit Sango Calcium durchgeführt mit erstaunlichen Resultaten bei der Behandlung der unterschiedlichsten Krankheiten mit diesen Meereskorallen. Die Sango Meereskoralle eignet sich hervorragend zur Rückführung von Mineralstoffen in den Körper und zur Befreiung von schädlichen Säuren.

Mit Sicherheit gibt es noch andere hochwertige natürliche Mineralstoff-Nahrungsergänzungen. Mit dieser habe ich aber persönlich Erfolg und außerdem ist es finanziell mit ca. 10 - 20 Euro pro Monat nicht allzu teuer.

9.4.2 Gerstengras

Eine weitere sehr sinnvolle und relativ preiswerte Nahrungsergänzung ist **Gerstengras.** Es ist reich an Nährstoffen, Antioxidantien, Enzymen und Chlorophyll. Man kann es sich in pulverisierter Form besorgen, rührt es mit Wasser an und trinkt 1 bis 2 Gläser täglich.

Man kann es auch relativ leicht selbst herstellen – wenn man im Garten oder auf dem Balkon den nötigen Platz für ein paar große Blumenkübel hat. Das Gerstengras wächst in wenigen Tagen, wird getrocknet und komplett zermahlen. Gerstengras ist eines der nährstoffreichsten Lebensmittel, enthält überdurchschnittlich viele Vitalstoffe, es ist sehr basisch und äußerst gesund.

Der japanische Forscher Dr. Yoshihide Hagiwara hat hierzu vor über 40 Jahren sehr interessante Forschungen zum Gerstengras angestellt.[13]

9.5 Nahrungsergänzung Bitterstoffe / Heilkräuter

Als natürliche Nahrungsergänzung für Heilkräuter haben sich die "Schwedenkräuter" bewährt, auch bekannt als Schwedenbitter von Maria Treben. Man kann sie sich auch selbst herstellen.[14]

Auch das "Heidelberg´s Sieben Kräuterpulver" ist sehr zu empfehlen. Es ist zudem ein guter Parasitenschutz.

Zusammenfassung:

- Wenn man seine Ernährung mit Nahrungsergänzungsmitteln ergänzen will, dann sollten diese immer natürlichen und nicht chemischen Ursprungs sein ("bioverfügbar").
- Vitamin C Nahrungsergänzung: natürliches Acerolapulver oder Moringa Oleifera
- Mineralienergänzung: natürliche Mineralien, z.B. Sango Meereskoralle; diese enthalten 70 Mineralien sowie

---

[13] Weitere Infos unter http://www.gesundheitlicheaufklaerung.de („Gerstengras Wirkung und Inhaltsstoffe von einem der wertvollsten Lebensmittel"

[14] Infos unter http://www.heilkraeuter.de

Magnesium und Calcium im Verhältnis 1:2, so wie es auch im Organismus vorkommt.

- Zur Entsäuerung: Gerstengras.
- Als Heilkräuter-Ergänzung: Schwedenbitter oder Heidelberg´s Sieben Kräuterpulver
- Kieselsäure-Ergänzung: Brennnessel- oder Ackerschachtelhalmextrakt

10: Die Borax-Verschwörung

Unter dem Begriff "Die Borax-Verschwörung"[15] kursieren seit geraumer Zeit zahlreiche Blog-Artikel im Internet. Dabei geht man davon aus, dass es kein "Zufall" ist, dass der Bevölkerung ein so wichtiges Element wie Bor bewusst vorenthalten wird, weil mit Krankheiten nun mal viel Geld verdient wird.

Ein Artikel des Biochemikers und Forschers Walter Last erklärt die genauen chemischen Zusammenhänge zwischen dem Fehlen von Bor in unserer Nahrung und der zunehmenden Übersäuerung unseres Körpers, die u.a. zu Arthrose und vielen anderen Krankheiten führt.[16]

Bor ist normalerweise in ausreichender Menge in frischem Obst und Gemüse enthalten, sodass es uns mit 2 bis 5 mg Bor pro Tag versorgt, abhängig davon, wo und wie die Lebensmittel angebaut wurden.

---

15 „Borax-Verschwörung": https://autark-werden.at/uploads/media/Borax-Verschwoerung.pdf

16 https://www.ralf-kollinger.de/wp/wp-content/uploads/2014/01/Akte-Arthrose-Heilung-Die-Borax-Verschw%C3%B6rung-von-Walter-Last-Biochemiker-und-Forscher.pdf

Aufgrund der zunehmenden chemischen Düngung wird jedoch die Aufnahme dieses wichtigen Minerals aus dem Boden gehemmt, sodass unsere heutigen Lebensmittel viel weniger Bor enthalten als noch vor 50 oder gar 100 Jahren.

Bereits in den 1960er Jahren konnte der an Arthrose erkrankte Osteopath und Naturheilkundler Dr. Rex Newnham nachweisen, dass durch die Einnahme von 30 Milligram Borax pro Tag innerhalb von drei Wochen seine Schmerzen, die Schwellungen und die Gelenksteifigkeit verschwunden waren. Als er seine Entdeckung an die medizinischen Hochschulen und Gesundheitsbehörden weitergab, interessierte sich dort entgegen seiner Erwartung kaum jemand für seine sensationelle Entdeckung.

Dagegen verkaufte er durch Mundpropaganda bald über 10.000 Tablettenflaschen pro Monat. Er machte dann den verhängnisvollen Fehler und beauftragte Medikamentenhersteller mit der Vermarktung. Daraufhin wurden Bor-Verbindungen als giftig erklärt und Giftwarnungen wurden auf die Verpackung gedruckt. Zudem musste Newnham 1.000 US Dollar Strafe wegen des "Verkaufs von Giftstoffen" zahlen und die Verbreitung seines Arthrosemittels wurde in Australien gestoppt.

Inzwischen ist Borax in vielen Ländern verboten worden. Es ist übrigens ein uraltes Hausmittel, was unsere Großeltern noch zum Reinigen verwendet hatten.

Zum Glück benötigt man keine großen Mengen und wer ein wenig recherchiert, findet im Internet nach wie vor Wege, sich Borax zu besorgen.

In Deutschland ist bzw. war der Chemiker Johann Biacsics sehr aktiv, hat eine Selbsthilfegruppe gegründet ("Selbsthelfer Portal") und klärt in seinen YouTube-Videos auf, wie man Bor am besten aufnimmt - nämlich am besten NICHT oral, sondern indem man eine Mischung aus Magnesium, DMSO und Borax herstellt und damit großflächig seinen Körper, z.B. seine Beine und Knie, einmassiert. Lassen Sie die Mischung dann eine Stunde lang einwirken. Wiederholen Sie dies am besten täglich, so dass der Körper schon nach kurzer Zeit mit Bor versorgt ist und die Arthroseschmerzen nachlassen.

Ich empfehle Ihnen, bei YouTube nach entsprechenden Videos von Johann Biacsics zu suchen und sich sehr einfach und relativ kostengünstig eine eigene Mischung selbst herzustellen.

Rezepte nach Johann Biacsics:

<u>MAGNESIUM-BORAX ÖL</u> (hoher Anteil von Borax)

500 g MgChlorid, 100 g Borax und 500 ml heißes destilliertes Wasser (in eine Flasche geben und beide Substanzen gut im Wasser auflösen)

MAGNESIUM-BORAX-DMSO Mischung (hoher Anteil von DMSO, damit die Mischung gut in den Körper einzieht)

- 550g Magnesiumchlorid
- 550 ml Wasser
- 30 g Borax
- 1 Liter DMSO

Doch warum ist Borax so wichtig?

Auch hier möchte ich empfehlen, sich die aufklärenden Videos des Chemikers Johann Biacsics anzusehen.[17]

Bor und Calcium stehen in enger Verbindung miteinander. Die Anwesenheit von Bor ermöglicht dem Organismus, Calcium zu veranlagen. Fehlt Bor, dann treten Calciummangelerscheinungen auf, die aber nicht auf Calciummangel, sondern auf Bormangel zurückzuführen sind. Mit anderen Worten, selbst wenn man Calcium als Nahrungsergänzung zuführt, hat dies kaum Auswirkungen, da das so wichtige Bor fehlt.

---

[17] Was ist Borax, Funktion im Körper https://youtu.be/GLOvvXSyTS0

11. Heilfasten

Heilfasten ist nicht zufällig ein fester Bestandteil vieler Religionen. Es ist eine Methode, um den Körper von Schadstoffen zu reinigen, wobei nicht nur der Körper, sondern auch Geist und Seele gereinigt werden.

Der Körper wird durch Heilfasten nicht geschwächt und energieloser, sondern stärker und energetischer. Beim Heilfasten normalisiert sich ein zu saurer pH-Wert des Blutes und anderer Flüssigkeiten im Körper. Ein weiterer Vorteil des Heilfastens ist, dass es im Anschluss daran wesentlich einfacher ist, die Ernährung umzustellen.

Normalerweise wird eine 3-wöchige Fastenkur bei Arthrose empfohlen, da sich erst ab der dritten Woche der Gelenkstoffwechsel wieder soweit regeneriert, dass das Knorpelgewebe mit der Selbstheilung beginnt. Da sich während des Fastens auch das Körpergewicht reduziert, werden zudem die Gelenke entlastet und der Knorpel besser mit Sauerstoff versorgt. Dadurch wird die Beweglichkeit der Gelenke erhöht und man kann wieder weitere Strecken gehen.

Wer zum ersten Mal in seinem Leben fastet und dies allein bewerkstelligt ohne jegliche Unterstützung – sei es durch eine Fastenklinik, Selbsthilfegruppe und ähnliches - dem würde ich empfehlen, mit einer Fastenkur zwischen 7 und 10 Tagen zu starten, um seinen Körper besser kennenzulernen und um sich die Angst zu nehmen, dass etwas Schlimmes passieren könnte, wenn man nichts isst.

Die Fastentherapie ist denkbar einfach: Wasser, Wasser und nochmals Wasser. In dieser Zeit sind auch keine Nahrungsergänzungen, Vitamintabletten oder ähnliches erforderlich - einfach nur Wasser. Normalerweise tritt beim Fasten auch kein besonderer Nährstoffmangel auf. Auch wenn die Vitaminwerte und andere Stoffwechselprodukte während der Fastenkur rückläufig sind, so es handelt sich dabei nicht um kritische Werte. Manche Heilfastenkuren, die in Kliniken durchgeführt werden, lassen auch klare Gemüsebrühen zu.

Selbst in der Krebstherapie, bei Diabetes, Allergien und Depressionen sind unglaubliche Ergebnisse mit Heilfasten inzwischen nachgewiesen. U. a. in einer über 40-jährigen Studie, die in der ehemaligen Sowjetunion durchgeführt wurde, die aber allein nur deshalb, dass sie nicht übersetzt wurde, im Westen bislang wenig Beachtung fand.

Was für viele von uns selbstverständlich ist, nämlich ein stets gefüllter Kühlschrank, ist in der Evolution an sich nicht vorgesehen. Fasten ist etwas ganz Natürliches, das aber in Vergessenheit geraten ist. Fasten verursacht in unserem Körper einen Stresszustand, der durch Nahrungsentzug hervorgerufen wird. Und dieser Stress wiederum bewirkt die Salutogenese, also die Selbstheilung, die in unserer Lebensweise normalerweise unterdrückt wird.

D.h. Stress ist eine Reaktion auf veränderte Umweltbedingungen, die aber durchaus positiv für unseren Körper ist. Wir können dies mit einer Klimaveränderung vergleichen, wenn wir ans Meer oder in die Berge fahren. Auch hier wissen wir, dass unser Körper durch die äußeren Reize angeregt wird, darauf zu reagieren und dass dies sehr wohltuend ist.

Auch jede Kneipp-Kur mit kalten und warmen Wechselbädern beruht auf nichts anderem, als unseren Körper mit Stress von außen zu versorgen, damit er sich selbst heilt.

Die schwierigste Phase des Heilfastens ist nach etwa 2 bis 3 Tagen, wenn die Leber beginnt, die Energiereserven des Körpers zu aktivieren. Hier kann man 24 bis 36 Stunden mit Schmerzen - seien es Kopfschmerzen (durch den Kaffeeentzug), Gelenkschmerzen, Heißhungerattacken, Reizbarkeit, schlechte Laune und Müdigkeit etc. - zu kämpfen hat.

Dies ist die Zeit, in der unser Körper beginnt, schädliche Substanzen aus dem Körper zu eliminieren. Seien Sie also versichert, dass dies zum Fasten dazugehört. All dies wird spätestens nach weiteren 24 Stunden abklingen. Der Körper gewöhnt sich dann daran, dass er seine Nährstoffe direkt aus dem Körper beziehen muss und beginnt, sich aus den Reserven zu ernähren.

Nach den ersten 3 Tagen ist das Schlimmste überstanden und der Kampf findet mehr im Kopf als im Körper statt. Verwöhnen Sie sich in dieser Zeit am besten mit Wellness-Behandlungen, ausgiebigen Bädern, einem Besuch in einer Therme oder gehen Sie schwimmen.

Durch das Fasten werden alle unsere Sinne gestärkt und geschärft, und der Wunsch nach einer künftig gesunden Lebens- und Ernährungsweise, nach ausreichend Bewegung und Sonnenlicht wird geweckt.

Das Fasten lässt auch mögliche Depressionen verschwinden. In jedem Fall ist es wichtig, wieder sehr behutsam mit fester Nahrung zu beginnen und sich in Zukunft nicht mit schädlichen Lebensmitteln zu belasten.

Ich empfehle Ihnen, das Heilfasten unter ärztlicher Aufsicht durchzuführen, wenn Sie derzeit Medikamente einnehmen, sich das Fasten allein nicht zutrauen oder lieber in einer Gruppe fasten. Eine Klinik mit einem ausgezeichneten Ruf auf dem Gebiet des Heilfastens ist z.B. die Buchinger-Klinik in Überlingen am Bodensee. In der Regel werden die Medikamente während der Fastenkur nach 2 bis 3 Tagen schrittweise abgesetzt. Auch die Charité in Berlin hat eine eigene Fastenabteilung, da man die enormen Vorteile des Fastens wieder zu schätzen weiß. Dort werden gelegentlich kostenlose Fastenwochen angeboten.

Tipp: Relativ günstig sind die von dem Deutschen Jugendherbergswerk angebotenen Fastenwochen, die auch in Verbindung mit Fastenwandern durchgeführt werden.

Hier eine kleine Auswahl empfehlenswerter Fastenkliniken:

- Klinik Buchinger am Bodensee, Wilhelm-Beck-Straße 27, 88662 Überlingen
- Kurpark-Klinik, Gällerstraße 10, 88662 Überlingen
- Malteser-Klinik Dr. v. Weckbecker, Rupprechtstraße 20, 97769 Bad Brückenau
- Klinik Dr. Otto Buchinger, Forstweg 39, 31812 Bad Pyrmont
- Menschels Vitalresort, Naheweinstraße 65, 55566 Meddersheim / Bad Sobernheim
- Tannerhof, Tannerhofstraße 32, 83735 Bayrischzell
- Sanitas Dr.Köhler-Parkkliniken, Fachklinik für Naturheilverfahren, 08645 Bad Elster
- Schloß Warnsdorf Privatklinik, 23626 Warnsdorf /Ratekau
- Berliner Charité, Luisenstraße 13, 10117 Berlin

12. Natürliche Hilfe bei Gelenkschmerzen

Hilfe bei entzündeten Kniegelenken

Wer sich mit der sehr schmerzhaften Form von Arthrose, nämlich mit Gicht quälen muss oder einem entzündeten Kniegelenk, dem sei die Studie aus dem Jahr 2004 ans Herz gelegt „Got Arthritis? Fresh Cherries May Help“ von Marcia Woods.[18]

Im Jahr 2004 konnte die amerikanische Wissenschaftlerin Marcia Wood vom United States Department of Agriculture in einer Studie herausfinden, dass Kirschen das Urat im Blutplasma, dem Vorläufer der Harnsäurekristalle, welches die Schmerzen in den Gelenken verursachen, nennenswert senken. Und zwar innerhalb von 5 Stunden und damit ganz erheblich zu einer Schmerzfreiheit im Gelenk beitragen.

Der dunkle Farbstoff bremst dabei die Entzündungsstoffe in den Gelenken und lindert dadurch Gicht und Arthritis-Schmerzen. Sehr gut geeignet sind daher die dunklen Kirschen.

---

[18] http://www.ars.usda.gov/is/pr/2004/040507.htm

Es ist dabei egal, in welcher Form die Kirschen gegessen werden (ob frisch, getrocknet, tiefgefroren oder als Konserve). Auch als Dauervorsorge sind 8-10 Kirschen pro Tag gut geeignet.

Hilfe bei Muskel- und Gelenkschmerzen

Kaltgepresstes Erdnussöl ist ein weniger bekanntes, aber sehr wirkungsvolles Heilmittel gegen Muskel- und Gelenkschmerzen. Es ist am besten als Massageöl zu verwenden und regelmäßig auf das betroffene Gelenk aufzutragen. Es ist einzigartig, da es nicht auf der Hautoberfläche verbleibt, sondern tief in das Gelenk eindringt und es sozusagen ‚schmiert'.[19][20]

Zusammenfassung:

- Hilfe bei entzündeten Kniegelenken: Kirschen
- Hilfe bei Muskel- und Gelenkschmerzen: Erdnussöl zur Massage

---

[19] aus: Das große Edgar-Cayce-Gesundheitsbuch: Die verblüffend wirksamen Heilweisen des berühmten Mediums Edgar Cayce. Edgar Cayce (1877 - 1945) war ein Amerikaner, der der ganzen Welt als "schlafender Prophet" bekannt war und Readings (Vorlesungen) aus einem Trance-Zustand gab.

[20] Weiter Hintergründe zur Wirkungsweise von Erdnussöl findet man am US-amerikanischen Meridian Institute "The primary use of peanut oil in the Cayce readings was as a massage oil ingredient. It was described as a "food for the nerves AND muscular forces" and a specific preventive measure against arthritis."http://www.meridianinstitute.com/echerb/Files/1peanut.html

13. Sauerstoff zum Leben

Bei der Ernährungsdiskussion vergisst man schnell das Wichtigste: Sauerstoff! Wir sind Energie- und Luftwesen und all unsere Zellen benötigen zum Leben Sauerstoff. Je tiefer wir atmen, umso mehr Giftstoffe werden aus dem Körper ausgeleitet.

In unserem Organismus findet ständig ein Verbrennungsprozess statt. Speisen und abgestorbene Zellen werden verbrannt. Wie jeder es vom Brennen einer Kerze kennt, ist jeder Verbrennungsprozess ohne Sauerstoff nicht möglich.

In jeder Zelle unseres Körpers verbrennen wir Kohlenhydrate, sodass Energie frei wird. Mit zunehmendem Alter reduziert sich der Sauerstoff-Transport. Wenn ein Körper nicht genügend Sauerstoff bekommt, entstehen Krankheiten, da die Abfälle, die entsorgt werden müssten, durch verminderten Sauerstofftransport nicht mehr nach außen transportiert werden können. Es ist daher wichtig, die Sauerstoffzufuhr zu optimieren und damit die Blutzirkulation zu optimieren, damit sich der Körper entgiften kann.

"Normales Leben ist nicht vorstellbar ohne rhythmische Verbrennung und Oxidation", sagte der berühmte Magister der Medizin Salmanow.

Um also seinen Körper zu unterstützen, sollte daher der Sauerstofftransport durch frischen Sauerstoff unterstützt werden, damit er seine Aufgaben wahrnehmen kann. Ich zeige Ihnen hier 3 Methoden, um Ihren täglichen Sauerstoffvorrat zu erhöhen:

13.1. Atemübung

Diese kleine Atemübung wird Ihren Organismus mit Sauerstoff füllen.

Die 1-2-4 Methodik funktioniert so:

- 1 x 5 sec = 5 sec - Luft einatmen
- 2 x 5 sec = 10 sec -Luft anhalten
- 4 x 5 sec = 20 sec - Luft ausatmen

Sie können die 1-2-4-Methode entsprechend anpassen, also zum Beispiel mit 4 Sekunden: 1x4 Sekunden einatmen, 2x4 Sekunden Luft anhalten, 4x4 Sekunden ausatmen.

13.2. Schreien wie ein Löwe

Es ist auch sehr empfehlenswert, zu schreien oder zu brüllen. Kinder tun dies intuitiv. Wenn Sie die Gelegenheit haben, richtig laut zu schreien - und sei es im Auto oder im Wald - dann tun Sie es! Am besten machen Sie es 3 Mal hintereinander und steigern es jedes Mal ein wenig, bis Sie wirklich laut wie ein Löwe schreien. Danach sind Sie herrlich entspannt und Ihre Lungen sind mit Sauerstoff gefüllt.

13.3. Wasserstoffperoxid H2O2 - das Sauerstoffwasser

Da Sauerstoff bei der Verdauung benötigt wird, braucht unser Organismus Sauerstoff - aber nicht nur über die Lungen. Es ist sogar wichtiger, Sauerstoff gemeinsam mit Nahrung und Wasser aufzunehmen. Speisen sollten daher mit Sauerstoff gesättigt sein, d. h. lebendig.[21]

Die meisten kennen Wasserstoffperoxid als Bleichungs-, Desinfektions- und Ätzmittel. Wasserstoffperoxid ist aber noch etwas anderes: Es ist ein Sauerstoffwasser. Wasserstoffperoxid besteht nämlich aus Sauerstoff und Wasser. Gelangt es in unseren Körper, dann zerfällt es sofort in Wasser und aktiven Sauerstoff. Dies wurde 1818 vom französischen Chemiker Louis-Jacques Thenard entdeckt.

Aktiver Sauerstoff ist in der Lage, die Lebewesen abzutöten, die Sauerstoff meiden und nur in Abwesenheit von ihm leben können. Dazu gehören niedere und krankheitserregende Organismen wie Parasiten, Bakterien, Pilze und Viren. Diese haben keinen Schutzmechanismus gegen aktiven Sauerstoff und werden direkt vernichtet, wenn sie mit H2O2 in Kontakt kommen.

In natürlicher Form findet man Wasserstoffperoxid in der Atmosphäre, im Regen, im Schnee und in den Weltmeeren (in geringen Konzentrationen, da Wasserstoffperoxid Verbindungen mit

---

[21] "Der Zusammenhang zwischen mangelnder Sauerstoffversorgung und Krankheiten ist bewiesen und bestätigt", W. Spencer Huey.

anderen Stoffen eingeht. In erhöhten Konzentrationen findet man Wasserstoffperoxid in Heilquellen, im Bienenhonig und in reifem und frischem Obst und Gemüse, das noch nicht erwärmt, gekocht oder gebraten wurde, also noch "lebendig" ist.

Auch unser Körper, d. h. jede Zelle produziert ständig Wasserstoffperoxid, wenn er dazu in der Lage, d. h. gesund ist. H2O2 ist einer der wichtigsten Stoffe unseres Immunsystems und bekämpft Infektionen und krankheitserregende Keime. Da wir ständig mit unserer Atemluft Bakterien, Rußpartikel, Autoabgase etc. einatmen, was wir mit einem gesunden Immunsystem ohne weiteres wegstecken, ist es wichtig, dass wir genügend Sauerstoff zu uns nehmen.

Um unser Immunsystem zu unterstützen, lässt sich auch Wasserstoffperoxid verwenden. In Russland machte sich im Jahr 2002 Prof. Iwan Pawlovitsch Neumiwakin einen Namen mit der inneren Anwendung von Wasserstoffperoxid. Die heilsame Wirkung von H2O2 ist aber schon seit fast 200 Jahren erforscht.

Bereits vor 180 Jahren erschienen die ersten wissenschaftlichen Schriften über Wasserstoffperoxid. So konnte Walter Grotz über die orale Einnahme von Wasserstoffperoxid seine schwere Arthritis innerhalb weniger Tage heilen, was aber von den Ärzten als Scharlatanerie abgetan wurde.

Seit 1920 gibt es inzwischen über 6000 Artikel über die therapeutische und wissenschaftliche Anwendung von H2O2 und seine klinischen Heilerfolge, die bislang aber kaum Beachtung finden.

Wasserstoffperoxid hilft bei allen möglichen Krankheiten, bei Sinusitis, Angina, Parodontitis, bei Nasenbluten, Windpocken, Ekzemen, Hautkrebs, Asthma, Diabetes, Alzheimer, Herz- und Gefäßerkrankungen, und auch bei rheumatoider Arthritis - der entzündlichen Form von Arthrose.

Die richtige Dosierung

Wie bei allem, kommt es natürlich auf die richtige Dosierung an. Sie sollten daher niemals hochprozentiges Wasserstoffperoxid verwenden! In hochprozentiger Form hat Wasserstoffperoxid eine ätzende Wirkung und kann körpereigenes Eiweiß zerstören! Deshalb Vorsicht!

Auch das lebensnotwendige Salz ist ein Gift, wenn Sie zu viel davon einnehmen. Wenn Sie 1 kg Salz zu sich nehmen, sind Sie tot. Es kommt also auf die Menge und die Dosierung an!

"Alle Dinge sind Gift, und nichts ist ohne Gift; allein die Dosis macht, dass ein Ding kein Gift ist"; "Es gibt keine schädlichen Substanzen, es gibt nur schädliche Dosen", sagte schon Paracelsus, der berühmte Arzt und Vater der Pharmakologie.

Die Empfehlung von Prof. Iwan Pawlovith Neumiwakin lautet:

Für die innere Anwendung eine handelsübliche 3%ige H2O2-Lösung, beginnend mit 2-3 Tropfen auf einen Esslöffel Wasser, 3 Mal täglich. Die Dosis wird täglich um einen Tropfen erhöht (zur Gewöhnung). Nach sieben Tagen wird eine Dosis von 10 Tropfen auf einen Esslöffel Wasser erreicht. Auf diese Weise ist es möglich, eine 10-tägige Kur mit 10 Tropfen 3 mal täglich zu machen, dann 2-3 Tage Pause. Diese Kur kann ein ganzes Leben lang angewendet werden.

Leider wird die 3%ige Lösung in der Regel nur mit dem Zusatz von Phosphor als Stabilisator hergestellt. Die Alternative ist, sich in der Apotheke eine 30%ige Lösung zu besorgen (diese ist auch ohne Phosphor erhältlich) und sie mit gereinigtem Wasser zu verdünnen oder verdünnen zu lassen. Achtung: Es muss dabei absolut sauber gearbeitet werden!

Tipp: Phosphatfreies Wasserstoffperoxid ist auch in Zahnarztpraxen oder in Laborbedarfsgeschäften für technische Anwendungen erhältlich.[22]

Zusammenfassung:

Versorgen Sie sich jeden Tag mit ausreichend Sauerstoff. Um Ihre Sauerstoffzufuhr zu erhöhen, können Sie die folgenden 3 Methoden anwenden:

- Atemübung
- Schreien wie ein Löwe
- Wasserstoffperoxid in der richtigen Dosierung.

---

[22] Weitere Infos unter www.higher-solutions-for-your-health.com oder www.russische-heilgeheimnisse.com/heilgeheimnisse/wasserstoffperoxid-guenstig-und-sehr-wirksam-nicht-nur-beim-bleichen-der-haare

14. Sport und Bewegung

Wenn Sie an Arthrose leiden, müssen Sie nicht nur gesund essen, sondern sich auch regelmäßig bewegen, damit die notwendigen Nährstoffe in das Gelenk transportiert werden können!

Ich bin ein großer Fan der asiatischen Kampfkünste, einschließlich Karate, Qi Gong, Tai Chi, Yoga (insbesondere Dao Yoga), Aikido, Kung Fu und Jiu Jitsu. Diese Sportarten bieten die Möglichkeit, sie auch im fortgeschrittenen Alter und an jedem Ort auszuüben. Sie helfen auch, seine Reaktionsfähigkeit, Konzentration, Atmung, Körperbewusstsein, Körperhaltung und Bewusstsein zu schulen.

Es gibt viele gute Gründe und Argumente, Sport zu treiben!

Falls Sie Schwierigkeiten haben, Ihr Knie zu beugen, passen Sie Ihre Sportübungen an, so dass Sie sie im Sitzen ausführen können, wenn nötig.

Wenn Sie sich für eine aktivere Sportart interessieren, empfehle ich Ihnen, sich in Ihrer Nähe nach verschiedenen Sportangeboten umzusehen. Es gibt inzwischen an vielen Orten eine Vielfalt an Sportarten, wie zum Beispiel **Yoga, Qi Gong, Tai Chi, Jiu Jitsu, Aikido**, die Sie ausprobieren können. In einer Gruppe macht es mehr

Spaß und Sie können Ihre Fähigkeiten und Fertigkeiten entwickeln. Warum also nicht mal einen Versuch wagen?

Aqua-Jogging ist eine besonders effektive Methode, um die Knie zu stärken, da sie eine gleichmäßige Belastung bietet und die Gelenke schont. Bei Aqua-Jogging wird man durch einen Styropor-Gürtel, ähnlich einem Schwimmring, im Wasser gehalten und joggt senkrecht durchs Wasser. Um die Knie zu trainieren, empfehlen sich auch Schwimmen (vorzugsweise in Rückenlage), Skilanglauf und (Nordic) Walking.

Radfahren ist eine hervorragende Möglichkeit, um fit zu bleiben und Ihre Gelenke vor zu viel Druck zu schützen. Vermeiden Sie es, in einem hohen Gang zu fahren und beugen Sie Ihre Knie, so weit es geht.

Wenn Sie lange am Schreibtisch sitzen, sind regelmäßige Muskeldehnungen sehr wichtig. Stehen Sie zwischendurch immer wieder auf und machen Sie Dehnübungen. Zu langes Sitzen verkürzt die Muskeln und erhöht den Druck in den Gelenken. Ein Theraband kann hier helfen.

Um Ihre Gesundheit zu optimieren, ist es wesentlich, dass Sie sich mindestens einmal täglich eine halbe Stunde bewegen, am besten an der frischen Luft. Vereinssport kann Ihnen dazu verhelfen, sich motiviert und in guter Gesellschaft zu halten. Somit stellen Sie sicher, dass Sie regelmäßig körperlich aktiv sind und Ihre Gesundheit und Ihr Wohlbefinden steigern.

Zusammenfassung:

Um unsere Gesundheit zu verbessern, müssen wir uns regelmäßig bewegen. Asiatische Sportarten wie TaiChi, Qi Gong und Yoga, aber auch Aquajogging, Schwimmen, Muskeldehnungen mit Theraband, Spazieren und ähnliche Aktivitäten sind ideal, um unsere Gelenke zu schonen und unsere Gesundheit zu fördern. Um Körper und Geist gesund zu erhalten, ist Bewegung unverzichtbar.

15. Körperstatik

Eine korrekte Körperhaltung ist für unsere Statik sehr wichtig. Jeder Zentimeter, den wir zu weit nach vorne oder nach hinten gebeugt gehen, hat aufgrund der Hebelwirkung enorme Auswirkungen auf die Wirbelsäule und vor allem auf unsere Gelenke. Wir müssen daher auf einen sehr gesunden Gang achten.

Eine gute Körperhaltung können wir durch regelmäßiges Üben von Kampfkünsten wie Yoga, TaiChi und Qi Gong lernen. Hier lernen wir, so zu stehen und uns zu bewegen, als würden wir von oben wie an einem unsichtbaren Faden gehalten - wie eine Marionette - und uns gleichzeitig zu entspannen.

Aber auch gutes Schuhwerk kann zu einer guten Körperhaltung beitragen. Schuhe mit hohen Absätzen sind nicht gerade förderlich für die Gelenke, da sie einen erhöhten und einseitigen Druck auf die Knie ausüben. Viel gesünder sind Schuhe mit einem guten Fußbett, die das Körpergewicht optimal auf den Knien ausbalancieren, das Gehen auf hartem Beton abfedern und die Füße an den Außenkanten abrollen.

Ich möchte Ihnen zwei Spezial-Schuhe vorstellen, die eigens zur Optimierung der Körperstatik entwickelt wurden. Beide reduzieren die Gelenksbelastung im Sprung- und Kniegelenk während des

Auftretens und Abrollens. Und sie erhöhen die Laufgeschwindigkeit im Vergleich zu herkömmlichen Schuhen.

Ich möchte jedoch hinzufügen, dass beide Schuhe nicht billig sind, aber sie sind hervorragend geeignet, um eine bessere Körperhaltung zu erreichen und die Belastung der Gelenke zu reduzieren. Ich persönlich bin ein großer Fan der Kybun-Schuhe aus der Schweiz und trage sie schon seit Jahren. Man erhält eine 5-Jahres-Garantie auf diese Schuhe - und sie halten wirklich sehr lange.

Als ich dieses Paar Schuhe beim Gesundheitskongress anprobierte, war ich so begeistert, dass ich sie nicht mehr ausziehen wollte. Die federnde und weiche Sohle lässt einen so bequem laufen, als ob man auf einem Luftbett gehen würde. Gleichzeitig wird die Wirbelsäule bei jedem Schritt trainiert. Außerdem bekomme ich im Winter endlich keine kalten Füße mehr.

Ein weiterer Spezialschuh ist der ChungShi Schuh mit einer angewinkelten Sohle, die automatisch eine biomechanisch natürliche Gehbewegung ermöglicht und das Körpergleichgewicht langsam von der Ferse zum Zeh führt. Er unterstützt eine aufgerichtete Körperhaltung und damit die gleichmäßige Belastung der Gelenke. Außerdem werden die Muskeln gestärkt und Stöße und Schläge abgefangen. Das Prinzip des Schuhs basiert auf der positiven und ganzheitlichen Wirkung von Akupressur im Fußbereich und entspannt den gesamten Organismus.

16. Den Geist auf Heilung programmieren

"Alles was wir sind ist ein Resultat dessen, was wir gedacht haben."

Buddha

Osho, ein spiritueller Lehrer und ehemaliger Philosophieprofessor an der Universität von Jabalpur lehrte in den achtziger Jahren in Oregon, USA. In seinem Buch "Das Buch der Heilung" schreibt er:

"Die westliche Medizin betrachtet den Menschen als separate Einheit, als etwas von der Natur Getrenntes. Damit begeht sie einen der größten Fehler überhaupt. Der Mensch ist ein Teil der Natur, und Gesundheit bedeutet nichts anderes, als in Harmonie mit der Natur zu leben.

Die westliche Medizin hat ein mechanisches Bild vom Menschen, und überall dort wo Mechanik Erfolg verspricht, ist die Medizin wirklich erfolgreich. Der Mensch ist aber keine Maschine. Der Mensch ist eine organische Einheit, und es genügt nicht, nur den kranken Körperteil zu behandeln. Der kranke Teil ist nur ein Symptom dafür, dass es Probleme mit dem Gesamtorganismus gibt; das Symptom tritt nur an dem kranken Teil zutage, weil er der schwächste ist.

Man mag Erfolg damit haben, den kranken Teil zu behandeln, aber dann tritt die Krankheit irgendwo anders auf. Man hat nur verhindert, dass die Krankheit sich durch den kranken Teil Ausdruck verschaffen kann. Dadurch hat man sie stärker gemacht, aber man hat nicht begriffen, dass der Mensch ein Ganzes ist."

Um eine Krankheit wie Arthrose zu heilen, ist es wichtig, sich als eine einheitliche Kombination aus Körper, Geist und Seele zu verstehen. Es gibt keine universell gültige Methode, die für alle Menschen gleichermaßen wirkt. Daher ist es nicht sinnvoll, den Weg eines anderen zu gehen – obwohl dies auf den ersten Blick bequemer erscheinen mag.

Es wird kein Alter geben, ab dem es zu spät ist, um die richtige Richtung einzuschlagen. Für jeden wird es einen Weg geben, der es wert ist, beschritten zu werden..

Indem Sie sich gesund ernähren und sich regelmäßig bewegen, können Sie die Symptome Ihrer Arthrose erheblich lindern und einer Verschlechterung vorbeugen. Dadurch werden Sie weniger Schmerzen haben und Ihre Arthrose nicht weiter verschlimmern.

Alle Disharmonien zeigen sich aber immer auf allen drei Ebenen:

1. in Geist, Verstand und Gedanken
2. in Gefühlen, Emotionen und Seele
3. und im Körper in Form von Krankheiten.

Es ist schwierig, lediglich durch eine gesündere Ernährung und mehr Sport allein eine wahre Heilung zu erlangen, da dies nicht die Ursachen bekämpft, die in der psychischen Ebene liegen. Daher müssen wir unseren Geist und unsere Seele mit einbeziehen, um eine vollständige Heilung zu erreichen. Um unsere Seele zu gesunden, sollten wir uns bemühen, freundliche, positive Gedanken zu denken, Stress abzubauen, einen klaren Kopf zu bewahren und uns vor ärgerlichen, wütenden, neidischen, habgierigen und gierigen Gedanken schützen. Unsere Gedanken sind sowohl ein Sender als auch ein Empfänger. Wir schicken sie in jeden Winkel des Universums und sie kehren wieder zu uns zurück.

Im Folgenden zeige ich Ihnen 8 Schritte, in denen Sie lernen, Autosuggestion zu verwenden, um Ihre Selbstheilung einzuleiten und Ihren Geist auf "Heilung" zu programmieren.

16.1 Bewusstsein entwickeln

Wir sind keine separate Einheit, etwas von der Natur Getrenntes. Wir sind ein Teil der Natur und nur, wenn wir in Balance mit der Natur sind, können wir uns heilen. Wir sind mit allem verbunden - mit unserer Umwelt, mit unserer Familie, Freunden, selbst mit Fremden draußen auf der Straße. Alles hat eine gegenseitige Auswirkung.

Bewusstsein ist der erste Schritt zu Heilung.

Ich bin mittlerweile davon überzeugt, dass es eine innere Kraft gibt, die uns zu vollkommener Gesundheit führen kann. Hierzu ist es aber zunächst notwendig, dass wir daran glauben, dass es möglich ist.

Louise L. Hay schreibt in ihrem Buch "Wahre Kraft kommt von innen":

"Ich glaube, dass unser individuelles Bewusstsein ständig mit dem Einen Unendlichen Geist verbunden ist, und dass uns deshalb alles Wissen und alle Weisheit jederzeit verfügbar ist. Verbunden sind wir mit diesem Unendlichen Geist, dieser Universalen Kraft, die uns erschaffen hat, durch jenen Lichtfunken in uns, den ich unser Höheres Selbst oder die innere Kraft nenne."

Wem die Begriffe "Unendlicher Geist" oder "Universale Kraft" zu esoterisch klingen mag, kann es auch wissenschaftlich-physikalisch herleiten. Gemäß der Quantenphysik ist Materie nichts anderes als verdichtete Energie. Das heißt, letztendlich sind auch wir reine Energie. Und jede Energie ist mit der sie umgebenden Energie und seinen Schwingungsfeldern verbunden. Auch unsere Gedanken sind Energie.

Mit unserer tiefsten inneren Einstellung schaffen wir Schwingungsfelder, die wir aussenden, wobei unsere Gefühle uns anzeigen, in welcher Schwingung wir uns befinden, ob glücklich, zufrieden, depressiv, traurig usw. Daher ist es auch so wichtig, welche Gedanken und Gefühle wir aussenden - denn wir ziehen in unser

Leben, was wir durch unsere Gedanken und Gefühle aussenden. So funktionieren Schallwellen als auch unser ganzes Leben.

Jeder Veränderungsprozess beginnt also mit der Veränderung unserer Einstellung, also im Inneren, in uns selbst. Darin liegt unsere große Chance und unsere Aufgabe. Wir können also alles verändern, wenn wir uns selbst verändern. Denn das eine hängt mit dem anderen zusammen.

Um uns zu heilen ist es also notwendig, uns so anzunehmen und zu lieben so wie wir sind, mit all unseren Fehlern und Schwächen, positiver über uns selbst zu denken, achtsamer zu sein und unsere innere Weisheit erforschen.

Je mehr wir uns mit unserer inneren Kraft verbinden, desto freier werden wir in allen Bereichen unseres Lebens.

16.2 Eigenverantwortung übernehmen

Übernehmen Sie die Verantwortung für Ihr eigenes Wohlergehen und legen Sie Ihr Schicksal nicht länger in die Hände anderer. Erinnern Sie sich daran, dass nur Sie Ihre Heilung bewirken können - kein Arzt, keine Medikamente, keine Wunderpille, keine Injektionen. Hören Sie auf Ihr eigenes Gefühl und erkennen Sie, dass Sie die Macht haben, Ihre Selbstheilungskräfte zu nutzen.

Um wirklich geheilt zu werden, müssen wir die Verantwortung für uns selbst übernehmen und uns von alten Denkmustern lösen. Wir müssen uns darum kümmern, dass Körper, Geist und Seele in Harmonie und Gleichgewicht gebracht werden. Wir müssen aufhören, anderen die Schuld zu geben. In Wirklichkeit sind wir es selbst, die die Verantwortung aus Bequemlichkeit abgegeben haben.

Es geht dabei auch nicht darum, dass wir uns wegen Dingen, die in unserem Leben falsch laufen, Vorwürfe machen. Aber es ist ein Unterschied, ob wir Verantwortung übernehmen oder uns selbst und anderen Vorwürfe machen. Wenn ich von Eigenverantwortung spreche, meine ich damit, Macht zu haben. Schuldgefühle rauben uns unsere Macht.

Eigenverantwortung verleiht uns die Macht, in unserem Leben Veränderungen herbeizuführen. Wenn wir die Rolle des Opfers spielen, dann benutzen wir unsere persönliche Macht dazu, hilflos zu sein.

Indem wir Verantwortung für uns selbst übernehmen, lernen wir, für uns selbst zu sorgen, unsere eigenen Stärken und Kräfte zu erkennen und für uns selbst die richtigen Entscheidungen zu treffen. Wir lernen, uns selbst zu vertrauen und an uns selbst zu glauben. Auf diese Weise können wir unsere eigene Heilung finden, ohne uns selbst zu beschuldigen oder andere zu verurteilen.

16.3 An sich glauben

Glauben Sie an sich selbst und an Ihre Heilung. Für die Heilung ist eine positive Stimmung erforderlich.

Wenn wir glauben, dass alles nur noch schlimmer wird, dann wird es auch so kommen. Wir nehmen Pillen und Tabletten in der Hoffnung, dass sie irgendwie helfen werden. Manche Menschen haben bereits den Lebenswillen verloren. Keine Medizin kann ihnen helfen, denn der grundlegende Lebenswille ist nicht mehr vorhanden. Solche Menschen brauchen keine Medizin, sie brauchen eine andere Art von Therapie, die ihren Lebenswillen wiederherstellt. Das ist ihr grundlegender Mangel - erst dann werden ihnen andere Mittel helfen.

Unsere Gedankenmuster und Gefühle sind an der Schaffung aller Bedingungen in unserem Leben beteiligt, der guten wie der schlechten. Die Gedanken, die wir denken, erzeugen unsere Gefühle. Und letztlich leben wir unser Leben nach unseren Gefühlen und Überzeugungen.

Seien Sie daher felsenfest davon überzeugt, dass Sie sich selbst heilen können - egal, was andere Ihnen sagen. Sie wissen, dass Heilung möglich ist, dass Ihr Körper die Fähigkeit hat, sich zu regenerieren. Also werden Sie es auch schaffen!

Jeder Mensch verfügt über enorme Selbstheilungskräfte, die die Gesundheit und das Immunsystem stärken und Krankheiten heilen können.

16.4 Bereit zur Lebensumstellung sein

Um eine nachhaltige Veränderung in unserem Leben zu erzielen, müssen wir bereit sein, unser Leben zu verändern. Wir müssen den Blick nach vorne richten, anstatt uns auf die negativen Situationen und Zustände der Vergangenheit zu konzentrieren. Wir müssen handeln und das Ergebnis unseres Handelns beobachten, anstatt nur Symptome zu bekämpfen. Nur so können wir dauerhafte Veränderungen erreichen.

Wenn wir nur Pillen schlucken oder riskante Operationen wagen, ohne unser Leben zu verändern, werden wir keine dauerhaften positiven Ergebnisse erzielen.

Wir können unsere Macht nutzen, um aktiv für eine positive Veränderung zu sorgen. Deshalb müssen wir aktiv werden und uns bereit machen, Veränderungen in unserem Leben vorzunehmen. Nehmen Sie die Herausforderung an und nutzen Sie Ihre Macht, etwas zum Besseren zu verändern!

16.5 Konkrete Ziele setzen

Setzen Sie sich ganz konkrete Ziele, etwas, das Sie in Ihrem Leben unbedingt erreichen wollen, wie z.B. eine bestimmte Reise, eine Alpenüberquerung, eine bestimmte Sportart usw.

Aktivieren Sie Ihre Wünsche und setzen Sie sich neue Ziele – auch wenn diese noch weit entfernt scheinen. Durch diese innere Kraft wird eine Menge positiver Energie freigesetzt. Und diese ist notwendig, um sich selbst die Chance zu geben, gesund zu werden.

Mein persönliches Ziel war es, meinen Sport wieder ausüben zu können und eine lange geplante Reise nach Südafrika zu unternehmen, die durch meine Krankheit verhindert wurde. Während meiner Reha hatten diese Bilder ständig meine Gedanken beschäftigt. Ich konnte mir nicht vorstellen, wie ich meine Ziele erreichen sollte, wenn ich mich nur auf Krücken fortbewegen konnte. Aber die Vorstellung, diese Ziele zu erreichen, gab mir viel Kraft. Richten Sie also Ihren Fokus auf ein klares Ziel, egal in welcher Situation Sie sich befinden.

Zwei Jahre später bin ich übrigens tatsächlich nach Südafrika gereist und habe mit meinem Mann den Tafelberg bestiegen. Und derzeit bereite ich mich bei bester Gesundheit auf meine Prüfung zum 4. Karate-Dan vor.

Sich hohe Ziele zu setzen, bringt eine enorme Energie!

16.6 Krankheit als Chance

Wenn wir unsere Probleme und Krankheiten als Chance nutzen, um darüber nachzudenken, wie wir unser Leben ändern können, haben wir Macht. Solange wir uns für bemitleidenswerte Opfer halten und zum Arzt gehen, damit dieser einen wieder "repariert", werden wir es schwer haben gesund zu werden und unsere eigentlichen Probleme in den Griff zu bekommen.

Eine Krankheit ist immer auch eine Chance, unser Leben in die richtige Richtung lenken. Die Seele schlägt sozusagen Alarm. Schmerzen sind letztendlich nur ein Signal des Körpers, dass etwas aus der Balance ist. Um Arthrose oder jede andere Krankheit zu heilen ist es daher wichtig, bei der Ursache der Krankheit anzusetzen.

Wenn wir unsere Schmerzen ignorieren und nur eine Art Pflaster darüber kleben oder an Wunderpillen glauben, dann werden sich die Probleme bzw. Ungleichgewichte in unserem Leben immer wieder irgendwo im Körper einen Weg suchen - solange, bis wir lernen, darauf zu hören und etwas ändern. Nur so lassen sich ungünstige Kettenreaktionen vermeiden.

Krankheiten sind daher immer auch eine Chance, die wir nutzen sollten. Und wir sollten dafür dankbar sein, wenn wir solche Warnungen des Körpers wahrnehmen, bevor etwas Schlimmeres passiert.

16.7 Die seelischen Wurzeln suchen

Nichts widerfährt uns zufällig. Weder Erfolg, noch Misserfolg, weder Glück noch Unglück, weder Gesundheit noch Krankheit. Alles hat seine seelischen Wurzeln. Wir werden zu 90% von unserem Unterbewusstsein gesteuert.

Wichtig ist es also, zu seinen seelischen Wurzeln zu stoßen und herausfinden, was unsere tiefen Emotionen und Ängste sind. Warum sind wir überhaupt an unseren Gelenken krank geworden?

Knieproblemen wird auf ganzheitlicher Ebene nachgesagt, dass sie auf eine mangelnde Flexibilität hinweisen, die durch Stolz und Ego eingeschränkt wird sowie auf mangelnde Demut. Im Internet findet man zahlreiche Websites, die eine Verbindung zwischen einer Krankheit und ihrer psychosomatischen Deutung bzw. seelischen Ursachen zeigt. [23]

Die Ursache des Knieproblems kann aber auch Übergewichtigkeit sein. Dann ist es wichtig, dem seelischen Grund seines Übergewichts nachzugehen. Werden Probleme in sich „hinein gefressen", nutzt man Nahrung als Liebesersatz, will man Emotionen betäuben oder einen Schutzschild um sich bauen?

---

[23] beispielsweise auf https://schmerzfrei-durch-ernaehrung.de/Blog/psychosomatische-deutung-arthrose/ https://www.naturheilkundliche-selbstmedikation.com/krankheitsbilder-a-k-2/arthrose/

Auch die Enzyklopädie der Psychosomatik von Christiane Beerlandt „Der Schlüssel zur Selbstbefreiung", die von vielen Heilpraktikern genutzt wird, bietet eine wertvolle Hilfe, um die seelischen Ursachen zu identifizieren.

Nur wenn wir nach den Wurzeln der Seele suchen, wissen wir, was wir in unserem Leben ändern müssen. Wenn wir unter ständigem Stress stehen, dann müssen wir die Ursache des Stresses beseitigen. Krankheiten sind immer massive Warnungen, dass wir etwas in unserem Leben ändern müssen.

Wenn Sie die emotionalen Ursachen des Problems noch nicht kennen, gibt es z.B. die von Ralf Bihlmaier entwickelte sogenannte "**Mentale Resonanzmethode",** um dem wahren Kern des Problems auf den Grund zu gehen und es zu lösen. Auch Meditation ist ein sehr gutes Mittel, um zu den eigenen inneren spirituellen Wurzeln vorzudringen.

Letztendlich ist es unerlässlich, neben dem körperlichen Teil wie Ernährung und Bewegung auch im Bereich der Seele, der Gefühle und Emotionen an sich zu arbeiten. Denn wenn Sie diese Aspekte vernachlässigen, wird es wahrscheinlich zu unerwünschten Ergebnissen in anderen Bereichen führen. Denken Sie also immer daran, dass Ihre Seele und Psyche ebenso wichtig sind wie Ihr Körper.

Im Kapitel *Ausgleich der Chakren* zeige ich Ihnen eine Methode, wie Sie Ihr seelisches Gleichgewicht wiederfinden können, ohne auf die genauen Ursachen eingehen zu müssen.

16.8 Commitment eingehen

Zum Abschluss vereinbaren Sie mit sich selbst, dass Sie Ihr Vorhaben unbedingt in die Tat umsetzen. Es besteht kein Risiko, sondern lediglich die Chance, durch Ihre Taten etwas zu erreichen. Um sich zu motivieren, visualisieren Sie Ihren jetzigen Zustand und Ihren Wunschzustand.

Es wird einige Zeit in Anspruch nehmen, um wieder vollständig gesund zu werden. Geduld ist der Schlüssel! Nach biochemischen Untersuchungen dauert es ca. zwei Jahre, bis erwachsene Knorpel und lebende Knochenteile sich erneuern. Einige Arthrose-Patienten berichten von positiven Ergebnissen schon nach wenigen Monaten. Verzweifeln Sie niemals und geben Sie niemals auf!

17. Reinigung der Seele

Kaum ein Tag vergeht, dass wir uns nicht über irgendetwas ärgern oder wütend sind über unsere Mitmenschen.

Dabei ist der Ausspruch "ich bin sauer" viel klüger als die meisten wissen, die ihn gebrauchen. Bei Ärger und Wut schießt Adrenalin ins Blut, um den Menschen in Bewegung zu bringen. Doch was in grauer Vorzeit ein überlebenswichtiger Flucht- und Kampfimpuls war, wird von dem modernen Menschen einfach mal "weggesteckt". Auch er will am liebsten weglaufen oder etwas zerschlagen. Stattdessen bleibt er diszipliniert sitzen und schluckt den Ärger runter.

Die Frage ist aber, wohin gelangt der Überschuss an Adrenalin? Das Adrenalin wird einfach dem Stoffwechsel überlassen und dort entsteht eine Säure. Unser Körper wird also tatsächlich übersäuert, wenn wir wütend und ärgerlich sind. D. h. nicht nur unsere Ernährung macht unseren Körper sauer, sondern auch Ärger, Wut, Kummer, Sorgen usw.

Doch anstatt wir diese Säure anderweitig ausgleichen, greifen wir oft zu Genussmitteln, wie Kaffee, Kuchen, Alkohol oder zu einem Glas Bier. Das Fatale daran ist, dass all diese Mittel durch die darin enthaltene Arachidonsäure ebenfalls Säure in unserem Körper produzieren. Wir werden im wahrsten Sinne des Wortes so richtig sauer.

Und wenn wir uns dann hinter das Steuer setzen, um uns im Straßenverkehr abzureagieren, dann inhalieren wir nochmals so eine richtig schöne Prise an Autoabgasen, wodurch erneut Säuren im Körper entstehen. Hinzu kommen nervende „Langsamfahrer“, Staus und rote Ampeln, die unseren Säurepegel im Körper weiter hochfahren lassen.

Jetzt noch schön eine Zigarette angesteckt - die Warnhinweise auf der Packung werden in solchen Momenten sowieso völlig ignoriert. Zurück im Büro geht das Theater weiter - erneuter Ärger, liegen gebliebene Arbeit, genervte Kollegen, Termindruck bis hin zur völligen Erschöpfung.

Und der Körper hat größte Mühe, alles in einer Balance zu halten.

Übersäuerung des Körpers ist die Ursache der meisten Krankheiten und Beschwerden, wie ich bereits bei der Ernährung aufgezeigt hatte. Denn um den Körper funktionsfähig zu halten, entzieht der Körper die notwendigen Stoffe notfalls an anderen Stellen, wie Knochen, Gelenken, Gefäßen bis hin zu Körperorganen.

Es ist also nicht nur wichtig, seine Ernährung entsprechend umzustellen, um unseren Körper in ein Gleichgewicht zu bringen. Genauso wichtig ist es, unser seelische Gleichgewicht zu finden und uns so zu stärken, dass wir nicht mehr ärgerlich und wütend werden, sondern ausgeglichener.

17.1 Warum sind wir ärgerlich und wütend?

Sind Ärger und Wut nicht völlig normal und menschlich? Man könnte nun Ärger und Wut als etwas völlig Normales betrachten, so wie dies die meisten Menschen tun, zumal wir oft den Eindruck haben, dass wir völlig berechtigt wütend sind und verärgert.

Negative Gefühle können zudem ein Motor für Veränderungen sein. Wenn wir beispielsweise uns ärgern, dass wir etwas nicht schaffen, wie z. B. endlich wieder Sport zu treiben, dann hat dieser Ärger doch durchaus etwas Positives.

Dem ist entgegen zu halten, dass positive Motivationen viel besser geeignet sind, um etwas in unserem Leben zu erreichen als negative Emotionen. Um uns zu motivieren, brauchen wir uns nur die Vorzüge dessen vorzustellen, was wir erreichen wollen. Und dies gibt uns eine viel größere Kraft und Energie, um unsere Ziele zu erreichen, als dies Ärger und Wut je vermögen. Gerade wenn wir uns ärgern, können wir kaum einen klaren Gedanken fassen.

Daher ist Ärger nicht wirklich ein geeigneter Motor, um neue Dinge in unserem Leben mit klarem Geist anzugehen. Hinzu kommt, dass Ärger und Wut uns eigentlich nur selber schaden.

Dem angestauten Ärger Luft machen?

Ärger und Wut herauslassen und nicht in sich hineinfressen, hat leider ein Problem: es ist noch gesundheitsschädlicher. Denn wer seiner Wut Luft macht, erledigt sie nicht, sondern kocht innerlich weiter und steigert seine Aggressivität. Menschen, die ihrem Ärger Luft machen, haben eher eine kürzere Lebenserwartung als die, die ihn für sich behalten. Dies ist also nicht wirklich die Lösung des Problems.

Leiden für die Fehler der anderen?

Ein Sprichwort besagt: "Wenn Du Dich ärgerst, dann leidest Du für die Fehler der anderen." Es bringt uns gar nichts, wenn wir uns über Dinge ärgern, wie Ungerechtigkeiten auf dieser Welt, die wir aber nicht ändern können. Im Gegenteil, wir schaden uns damit nur. Erst durch unser Handeln, kann sich etwas ändern.

Daher sollte man sich nur über das ärgern, was man auch ändern kann. Ansonsten vergiftet man nur unnötig seine Seele, vergeudet seine kostbare Energie und schadet letztendlich sich selbst.

Was genau macht uns oft so wütend?

Bitte stellen Sie sich eine Situation vor, in der Sie das letzte Mal richtig wütend waren. Was genau ist dort passiert? Warum waren Sie so wütend? Wenn Sie genau hinsehen, werden Sie feststellen, dass Sie sich über die Worte oder das Verhalten eines anderen Menschen geärgert haben. Sie fühlten sich nicht respektiert, nicht ernst genommen, als inkompetent hingestellt, dachten, die andere Person sei egoistisch, undankbar, unfair, gemein. Vielleicht haben Sie gedacht: "Er muss sich für etwas Besseres halten als ich?" oder "Für wie dumm hält er mich?" oder "So lasse ich mich nicht herabsetzen", "So benimmt man sich einfach nicht".

Sie sehen also in der anderen Person einen Feind, der Ihnen schaden wollte, der Sie nicht respektiert hat, der sich absichtlich unfair, ungerecht oder unverschämt verhalten hat und Sie denken, dass er dafür bestraft werden muss und dass Sie sich irgendwie an ihm rächen sollten. Er sollte spüren, dass er zu weit gegangen ist und nicht so mit Ihnen umgehen sollte.

Was war die Folge des Ärgers?

Genau, Sie fühlten sich ungerecht behandelt, missverstanden, ausgenutzt, gedemütigt, beleidigt, fühlten sich nicht respektiert, benachteiligt, regten sich auf und regten sich auf, spürten vielleicht Anspannung, Schweißausbrüche, Zittern, Unruhe und Übelkeit.

All das ist nicht wirklich gut und gesund, es ist schädlich!

Ihr Selbstwertgefühl ist verletzt worden. Das Selbstwertgefühl kann jedoch nur verletzt werden, wenn wir selbst nicht so viel von uns halten. Weil wir uns selbst gegenüber viel zu kritisch sind. Weil wir uns oft selbst die Schuld geben und unsere Schwächen nicht zugeben wollen.

Wir wollen unsere eigenen Fehler oft nicht zugeben. Wir nehmen unsere eigenen Schwächen viel zu sehr übel. Und wenn dann jemand "in der Wunde stochert", sind wir entsprechend beleidigt und wütend.

Deshalb ist es wichtig, dass wir lernen, uns so zu akzeptieren, wie wir sind, und uns selbst viel mehr Respekt, Achtung und Liebe entgegenzubringen und uns mit all unseren Schwächen und Fehlern anzunehmen. Je mehr wir uns so akzeptieren, wie wir sind, desto mehr können wir über den Dingen stehen und gelassen bleiben.

Im Folgenden werde ich Ihnen einige sehr wirksame Maßnahmen gegen Ärger und Wut zeigen.

17.2 Wut- und Ärger-Gedanken erkennen und ändern

"An seinem Ärger festzuhalten ist genauso wie eine glühende Kohle in die Hand zu nehmen, um sie nach jemanden zu werfen; du bist derjenige, der sich verbrennt." (Buddha)

Wenn wir ärgerlich sind, denken wir z. B.

- "Er hat kein Recht, so etwas zu sagen"
- "Sie sollte nicht so ... sein",
- "So etwas macht man nicht, und er sollte das auch nicht tun"
- "Das ist unfair, ungerecht, verboten, rücksichtslos, unverschämt .. und deshalb sollte er das ... nicht tun."
- "Blöde .../ Dummer ... !!"

Wenn Ihnen solche Gedanken in den Kopf kommen, halten Sie einen Moment inne und korrigieren Sie Ihre eigenen Gedanken in: „Ganz ruhig. Tief durchatmen. Mir gefällt nicht, was er/sie sagt oder tut. Aber wenn ich mich jetzt ärgere, ändert sich gar nicht. Ich schade damit nur mir selbst. Aber er/sie wird sich dadurch nicht ändern"

Es bringt uns also nichts, uns über etwas aufzuregen, das wir nicht ändern können. Im Autoverkehr wird keine rote Ampel wegen unserer Wut schneller auf grün springen. Kein Fahrer vor uns wird schneller fahren, nur weil wir wütend sind. Auch unser Partner wird nicht pünktlicher oder aufmerksamer sein, nur weil wir wütend auf ihn sind.

17.3 Die Reaktionen der Mitmenschen nicht persönlich nehmen

Wir sollten das Verhalten anderer nicht persönlich nehmen, denn es hat nichts mit uns zu tun, nur mit den Erwartungen, den Ansichten, dem Missmut anderer und was in deren Vorstellung richtig und falsch ist. Jeder schaut immer nur aus seiner eigenen Brille auf diese Welt, in der wir nur eine Statistenrolle für den anderen haben. Der andere fühlt sich durch unser Verhalten persönlich angegriffen und reagiert daher genauso. Aber das ist sein Problem.

Wenn uns ein anderer beleidigt, dann ist dies lediglich Zeichen, dass er uns überhaupt nicht richtig kennt und dass gerade in seinem Kopf ein Wut- und Ärgerfilm abläuft.

Besser ist es, sich in sein Gegenüber zu versetzen und zu überlegen, was sich hinter seinem Verhalten verbirgt. War es vielleicht nur Unwissenheit, Unbeholfenheit oder ein Versehen? Und ist er überhaupt in der Lage aufgrund seiner Persönlichkeit und Umstände anders zu reagieren?

17.4 Selbst entscheiden, Wut und Ärger auszudrücken

Wenn wir gereizt wurden und so richtig sauer sind, dann sollten wir es möglichst vermeiden, in dem Moment unserer Wut Luft zu machen. Dadurch machen wir uns selbst nur "klein", da wir zeigen, dass wir verletzt wurden. Das heißt nicht, dass wir uns alles gefallen lassen sollen, nur weil wir nicht gleich zum Gegenangriff starten. Sondern dass es in unserer eigenen Hand liegt, wie wir Wut und Ärger ausdrücken.

Besser ist es, unseren Ärger aufzuschreiben, um es besser loslassen zu können. Selbst wenn wir hier alle möglichen Schimpfwörter aufschreiben. Das Papier ist aber nur für uns bestimmt.

Gut geeignet ist auch, einfach aus der Situation herauszugehen und mal ein paar Schritte im Freien zu laufen.

Wenn unsere Wut etwas verflogen ist, erst dann sollten wir die betreffende Person ansprechen. Dabei ist es wichtig, nur in der Ich-Form zu sprechen, wie z. B. "Mir gefällt nicht ... ", "Ich habe mir vorgestellt ... ", "Ich habe erwartet, dass ... " .

Vermeiden Sie unter allen Umständen die "Du"-Form. "Du machst immer ...", "Wie konntest du nur ...". Das führt nur dazu, dass sich die andere Person angegriffen fühlt und einen Gegenangriff startet.

Unser Ziel ist es, nicht wütend zu werden und die Dinge in Zukunft zu ändern. Und dafür brauchen wir einen klaren Verstand.

17.5 Sich positive Gedanken verordnen

Um seine "Ich bin sauer"-Gedanken zu unterbrechen, hilft manchmal ein einfaches STOPP sich zu sagen und so lange zu wiederholen, bis wir unsere Aufmerksamkeit auf etwas Positives gelenkt haben. Zum Beispiel kann man seine Gedanken auf seine Wünsche lenken. Gedanken wie "Der andere darf nicht .. ", Der andere muss... " ersetzt man durch seine Wünsche "Mir wäre lieber, wenn er ..", "Ich wünsche mir, dass ...".

Um seine positiven Gedanken dabei zu unterstützen, lächelt man seinen Ärger weg. Einfach eine gute Miene machen, ein ehrliches Lächeln auf die Lippen setzen - und schon lässt die Anspannung im Körper nach und der Ärger verfliegt. Wenn wir lächeln, signalisieren wir unserem Körper positive Gefühle - und diese wirken wieder zurück auf unsere Gedanken und unseren Geist.

17.6 Sich fragen, wie wichtig die Angelegenheit ist

Überlegen Sie immer, ob die Situation oder die andere Person den Stress und das Risiko für Ihre Gesundheit wirklich wert ist. Fragen Sie sich, wie Sie in einem Jahr darüber denken würden.

Jeder Ärger, jede Wut - ob über andere oder über sich selbst - schadet uns nur. Und deshalb ist es wichtig, dass wir uns so akzeptieren, wie wir sind, unser Selbstwertgefühl stärken, toleranter und liebevoller zu uns selbst werden. Je mehr wir uns selbst akzeptieren und als etwas Vollkommenes sehen, desto weniger fühlen wir uns verletzt und desto weniger werden wir wütend.

Letztendlich brauchen wir ein gesundes Selbstwertgefühl, um immun gegen Wut und Groll sowie gegen Neid, Hass und Missgunst zu sein. Um unsere Seele zu läutern, ist es daher sehr wichtig, dass wir unser Selbstwertgefühl stärken und Vertrauen in unsere eigenen Fähigkeiten haben. Nur so kann eine wahre Kraft von innen kommen und uns heilen.

18. Stärkung des Selbstvertrauens

Ein starkes Selbstvertrauen ist wichtig für die Selbstheilung. Wenn Sie auf Ihre eigene Stärke vertrauen, ist es viel einfacher, sich von den Meinungen anderer unabhängig zu machen, selbst zu entscheiden und nicht woanders nach Hilfe zu suchen.

Um zu wissen, wie wir unser Selbstwertgefühl stärken können, sollten wir uns zunächst die Ursachen für ein geringes Selbstvertrauen ansehen. Niemand wird mit geringem Selbstvertrauen geboren. Es ist also nicht angeboren, sondern entwickelt sich mit den Erfahrungen, die wir von klein auf gemacht haben.

Wenn wir in einem Umfeld aufwachsen, das uns das Gefühl gibt, liebenswert, wertvoll und stark zu sein, dann haben wir ein positives Selbstbild und ein gesundes Selbstvertrauen.

Wenn wir jedoch schüchtern und gehemmt sind und uns selbst nichts zutrauen, dann liegt das daran, dass wir Erfahrungen gemacht haben, die uns das Gefühl geben, dass mit uns etwas nicht stimmt oder dass wir nicht in Ordnung sind. Vielleicht haben wir von Eltern oder Erziehern gehört, dass wir nicht liebenswert, nicht wertvoll, unfähig und schwach sind. Als Kinder hatten wir nicht die Möglichkeit, uns gegen Vorwürfe wie "Du taugst nichts", "Du machst immer Ärger", "Du sagst nur dumme Sachen", "Bohnenstange", "Dickerchen", "Du kannst das nicht" usw. zu wehren.

Aufgrund dieser Erfahrungen gibt es eine innere Stimme, die uns ständig kritisiert, kein gutes Wort für uns übrig hat und ständig versucht, unser Selbstwertgefühl anzugreifen. Dieser "innere Kritiker" wirft uns unangenehme Worte an den Kopf, hält uns für dumm, schwach, hässlich, unfähig und lässt uns glauben, dass wir minderwertig sind. Und er tut nichts, um unser Selbstvertrauen zu stärken. Stattdessen macht er uns nur "klein". Und das Fatale daran ist, dass uns seine Kritik auch noch als berechtigt und gerechtfertigt erscheint.

Genau dieser innere Kritiker ist dafür verantwortlich, dass wir uns oft unzufrieden und unglücklich, ungeliebt, ungerecht behandelt, einsam oder vom Pech verfolgt fühlen. Wir können uns persönlich nicht entwickeln, weil wir uns nichts zutrauen. Wir können mit Schwierigkeiten nicht fertig werden und suchen deshalb immer woanders nach Hilfe, weil wir uns schwach fühlen.

Es kann auch für Fettleibigkeit verantwortlich sein, wenn wir zum Beispiel zu viel essen, um einen Panzer um uns herum aufzubauen, der uns vor Angriffen von außen schützt.

Letztendlich sind fast alle psychischen Probleme darauf zurückzuführen, dass der innere Kritiker unser Selbstvertrauen und Selbstwertgefühl schwächt oder sogar zerstört.

Dieser innere Kritiker ist der größte Feind eines gesunden und starken Selbstvertrauens. Wenn es uns also gelingt, diesen inneren Kritiker zu überwinden und ihn aus unserem Geist zu verbannen und stattdessen eine positive und ermutigende Stimme einzusetzen, dann werden wir ein positives Selbstwertgefühl und genügend Selbstvertrauen haben, das uns stark macht, an uns selbst und unsere Fähigkeiten zu glauben.

Unser Selbstvertrauen ist also maßgeblich von Eltern, Erziehern oder anderen Bezugspersonen geprägt worden. Es ist also ein Wert, der von anderen Menschen aufgebaut wurde. Im Moment ist dieser Selbstwert also eher ein äußerer Wert, und wir haben die Meinung anderer als unsere eigene übernommen, ohne jemals zu fragen, ob diese Meinung über uns überhaupt richtig oder falsch ist oder ob die anderen sich vielleicht geirrt haben.

Das Wichtigste ist also, dass wir unser Bild von uns selbst ändern müssen. Wenn wir das Bild von uns selbst ändern, ändern sich unsere Gefühle, unsere Beziehungen und unser Leben. Wenn wir davon überzeugt sind, dass wir liebenswert sind, dann fühlen wir uns akzeptiert und geliebt.

Die Fähigkeit, uns selbst zu akzeptieren, ist also wichtig für unser Selbstwertgefühl und damit für die Lebenszufriedenheit und die Beziehungen zu anderen Menschen. Um Ihr Selbstwertgefühl zu stärken, zeige ich Ihnen hier drei effektive Übungen.

18.1 Lob

Sagen Sie sich regelmäßig etwas Positives, wie "Vorname, ich mag dich. Du bist ein starker und liebenswerter Mensch!"

Sagen Sie sich diesen Satz wirklich 100 Mal am Tag (!) mit einem Lächeln auf den Lippen. Auch wenn es sich vielleicht etwas seltsam anhört und Sie das Gefühl haben, dass Sie sich etwas vormachen oder sich selbst belügen. Aber durch Wiederholung klingen diese Worte mit der Zeit immer glaubwürdiger und Ihre negative Meinung über sich selbst wird durch eine positive ersetzt.

Wenn wir mit gutem Gewissen etwas Positives über uns sagen können, haben wir auch ein gesundes Selbstwertgefühl. Und das ist die Grundlage für ein gesundes Selbstvertrauen. Mit einem gesunden Selbstvertrauen lassen wir uns weniger leicht aus dem Gleichgewicht bringen und werden weniger leicht wütend. Das ist auch für unsere Gesundheit wichtig!

18.2 Zufriedenheit

Lernen Sie, die Eigenschaften, die Sie haben, zu akzeptieren - oder ändern Sie sie Schritt für Schritt. Sich ständig zu kritisieren, weil man nicht so ist, wie man sein möchte, ist der sicherste Weg, um unzufrieden zu sein, bringt uns aber im Leben nicht weiter und macht uns nur unsicher.

Machen Sie jetzt bitte eine Liste. Schreiben Sie auf die eine Seite alle Ihre positiven Eigenschaften und Verhaltensweisen und auf die andere Seite die Eigenschaften, die Sie an sich selbst nicht mögen.

Nehmen Sie dann Ihre negativen Eigenschaften und sagen Sie laut: "Ich liebe mich so, wie ich bin, auch wenn ich ... (faul, nachtragend, eifersüchtig, wehleidig ...) bin. Ich habe Stärken und Schwächen, genau wie jeder Mensch."

Wenn Sie möchten, können Sie dies mit der sogenannten MET/EFT (Emotional Freedom Technique) Klopftechnik nach Franke kombinieren. Dabei klopfen Sie mit Ihren Fingerspitzen auf verschiedene Akupunkturpunkte, während Sie diese Einstimmungsphrase wiederholen. Dadurch wird die Phrase im Unterbewusstsein verankert.

Eine Anleitung dazu finden Sie unter https://www.carstenbruns.de/anleitung-meteft-klopftechnik/

18.3 Stolz und Dankbarkeit

Gehen Sie mit einem Gefühl von Stolz und Dankbarkeit zu Bett. Bevor Sie ins Bett gehen, lassen Sie den Tag Revue passieren. Konzentrieren Sie sich darauf, was Sie gut gemacht haben und was für Sie positiv war. Jeden Tag gibt es eine Kleinigkeit, für die wir uns loben können. Dabei muss es sich nicht um eine Heldentat handeln.

Es reicht, wenn wir uns für kleine Dinge loben, die für uns persönlich ein Erfolg waren.

Zusammenfassung:

- Nicht nur Ihr Körper, sondern auch Ihr Geist und Ihre Seele müssen "repariert" werden. Fangen Sie an, an sich selbst und Ihre Selbstheilungskräfte zu glauben, übernehmen Sie Verantwortung für sich selbst und akzeptieren Sie sich als persönlichen Coach.
- Reinigen Sie Ihre Seele und machen Sie sie frei von bösen Gedanken, wie Ärger, Wut, Neid. Die Grundlage von allem ist ein gesundes Selbstwertgefühl, die Liebe zu uns selbst.
- Sie selbst sind Ihr bester Freund und Arzt.

19. Ausgleich der Chakren

In den vorangegangenen Kapiteln habe ich gezeigt, wie Sie sich auf körperlicher, geistiger und emotionaler Ebene heilen können. In diesem Kapitel werde ich Ihnen zeigen, wie Sie sich auch auf energetischer Ebene über Ihre Chakren heilen können. Der Vorteil dieser Methode ist, dass Sie nicht unbedingt wissen müssen, auf welcher Ebene die Ursachen für Ihre Arthritis liegen. Es könnte zum Beispiel eine emotionale Ursache in der frühen Kindheit vorliegen, an die Sie sich aber nicht mehr erinnern können.

Bei der Chakra-Behandlung und -Heilung geht es darum, blockierte Energiezentren des Körpers zu klären und ihre Störungen zu beseitigen, damit die Lebensenergie wieder frei fließen kann. Lebensthemen, die sonst Energie festhalten und blockieren, werden geklärt, so dass wieder mehr Energie zur Verfügung steht. Dies ist eine großartige Methode, um sich von einer Vielzahl geistiger und körperlicher Krankheiten zu befreien. Ich stelle Ihnen ein wichtiges Werkzeug vor, das leicht zu erlernen ist, damit Sie sich innerlich heilen können.

Die Behandlung und Reinigung der Chakren sowie das Ausbalancieren der Chakren untereinander bewirken Entspannung,

Entgiftung und eine verbesserte Versorgung mit Lebensenergie. Und das ist die Voraussetzung, um sowohl physisch als auch psychisch gesund zu sein. Durch die Steigerung der Energie erhöht sich auch die eigene Schwingung. Das wiederum führt zu einem erweiterten Bewusstsein. Je höher unser Körper schwingt, desto glücklicher sind wir. Der höchste Schwingungszustand, den wir als Menschen erreichen können, ist die bedingungslose Liebe.

Die Chakren sind quasi energetische Organe, Energiezentren und gleichermaßen Tore zu Bewusstseinsebenen. Sie befinden sich innerhalb der Aura, einem Energiefeld, das den menschlichen Körper durchdringt und umgibt. Sie öffnen sich trichterförmig aus dem Körper heraus in die Astralwelt. Sie nehmen Energie und Informationen auf und versorgen damit alle Energiekörper, auch den physischen Körper.

Wenn Sie das Chakrasystem mit einem Computer vergleichen wollten, wären die Chakren gleichzeitig das Betriebssystem, der Prozessor, der Speicher, die Software sowie die Video- und Soundkarten. Wir haben also gewissermaßen ein menschliches Computersystem in uns, um unsere Aufgaben im Leben zu erfüllen, und das wird durch die Chakren repräsentiert.

19.1 Hauptchakren

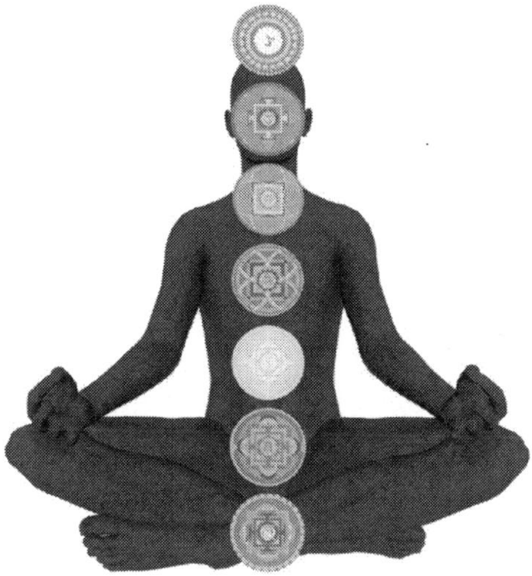

Wir haben 7 **Hauptchakren**. Diese befinden sich auf einer Achse nahe der Wirbelsäule, ausgehend vom Wurzel-Chakra (1. Chakra) bis hin zum Kronen-Chakra (7. Chakra). Diese Achse entspricht dem Hauptenergiekanal und wird in Sanskrit **Sushumna** genannt. In einem ausgeglichenen Zustand treffen sich hier die Wurzeln der Hauptchakren. Die Chakren sind wie gesagt rein energetischer Natur und nicht physischer. Dennoch versorgen sie Bereiche des physischen Körpers mit feinstoffliche Energie und Informationen.

Neben den 7 Hauptchakren gibt es weitere Chakren, die sich an verschiedenen Stellen befinden und ihre speziellen Bewusstseinsebenen repräsentieren. Die ersten 7 Chakren sind jedoch essentiell für unser Leben und daher so wichtig.

Bei einer Arthrose ist oftmals besonders das **1. Chakra** – das Wurzelchakra – betroffen. Es korrespondiert mit unseren Wurzeln, mit der Zugehörigkeit zu einer Familie oder einem Stamm. Es sitzt an der Basis der Wirbelsäule, am Steißbein. Physische Ungleichgewichte des 1. Chakras äußern sich in Problemen in den Beinen, Füßen, Steißbein, Rektum, Arthrose, Ischias, Knieschmerzen, Essstörungen und Verstopfungen. Emotionale Ungleichgewichte betreffen die Themen Sicherheit, Geld und Nahrung. Gründe für ein blockiertes Wurzel-Chakra liegen manchmal in den ersten Lebensjahren (1.-3 Lebensjahr) – möglicherweise gab es im Elternhaus finanzielle Sorgen oder Existenzängste, die sich übertragen haben; oftmals liegt aber auch ein traumatisches Erlebnis aus einer späteren Zeit im Leben vor, das für die Ängste verantwortlich ist.

Bei einer Arthrose können neben dem 1. Chakra auch andere Chakren betroffen sein, beispielsweise bei überhöhtem Stress. Stress wirkt sich auf nahezu alle Chakren negativ aus.

Das **2. Chakra,** auch bekannt als das Sakral- oder Nabelchakra, ist mit unseren Beziehungen zu anderen Menschen verbunden.

Das **3. Chakra**, auch als Solarplexus-Chakra bekannt, steht im Zusammenhang mit unserer Beziehung zu uns selbst.

Das **4. Chakra**, das sog. Herz-Chakra, korrespondiert mit unseren Emotionen.

Das **5. Chakra** ist unser Hals-Chakra und repräsentiert unsere Kommunikationsfähigkeit. Es steht für unseren Ausdruck nach außen hin, wer wir sind und wie wir uns darstellen. Es bestimmt, ob wir uns als Führungspersönlichkeit oder als Anhänger von anderen präsentieren. Es ist das wichtigste Chakra, um unsere Persönlichkeit zu kommunizieren.

Das **6. Chakra**, Stirn-Chakra, steht in Verbindung mit unseren Visionen und unserem Intellekt, der Macht unseres Geistes und unserer Fähigkeit zur Argumentation. Es entspricht unserem 3. Auge.

Das **7. Chakra**, das Kronen- oder Scheitel-Chakra, ist mit unserer Spiritualität verbunden. Es repräsentiert unseren persönlichen Lebenszweck und unser spirituelles Wachstum. Es ermöglicht uns, unseren höheren Zweck zu erkennen und zu verfolgen..

Im Idealfall sind alle 7 Hauptchakren gleichmäßig geöffnet und funktionieren problemlos. Dann fühlen wir uns zufrieden, ausgeglichen und gesund.

Die Chakren stehen in Wechselwirkung zueinander und zum Energiekörper. Eine Unter- und eine Überfunktion eines Chakras führt daher nicht nur zu einer Störung des betreffenden Chakras, sondern zu einer Störung des gesamten Energiesystems.

Im Folgenden stelle ich Ihnen den sogenannten Chakra-Ausgleich vor. Ich empfehle, ihn regelmäßig durchzuführen, da er alle

Chakren harmonisiert. Er bewirkt Entspannung, Entgiftung und führt zu einer besseren Versorgung mit Lebensenergie (Chi / Ki).

CHAKRA	BEDEUTUNG	KÖRPERLICHE REGION
1 Wurzel-Chakra	Materialität, Vertrauen, Erdung	Zwischen Genitalien und Anus
2 Sakral-Chakra	Emotionen und Sexualität	Eine Handbreit unter dem Nabel
3 Solarplexus-Chakra	Gedankenmuster, Glaubenssätze	Ca. 2 Finger über dem Nabel
4 Herz-Chakra	Verbindung zur höheren Liebe	In der Mitte der Brust
5 Hals-Chakra	Seelischer Ausdruck, Wahrheit	Kehlkopf
6 Stirn-Chakra	Verbindung zur Seele	Zwischen Augenbrauen
7 Kronen-Chakra	Tor zum höheren Selbst	Am Scheitelpunkt

19.2 Chakra-Ausgleich Teil 1

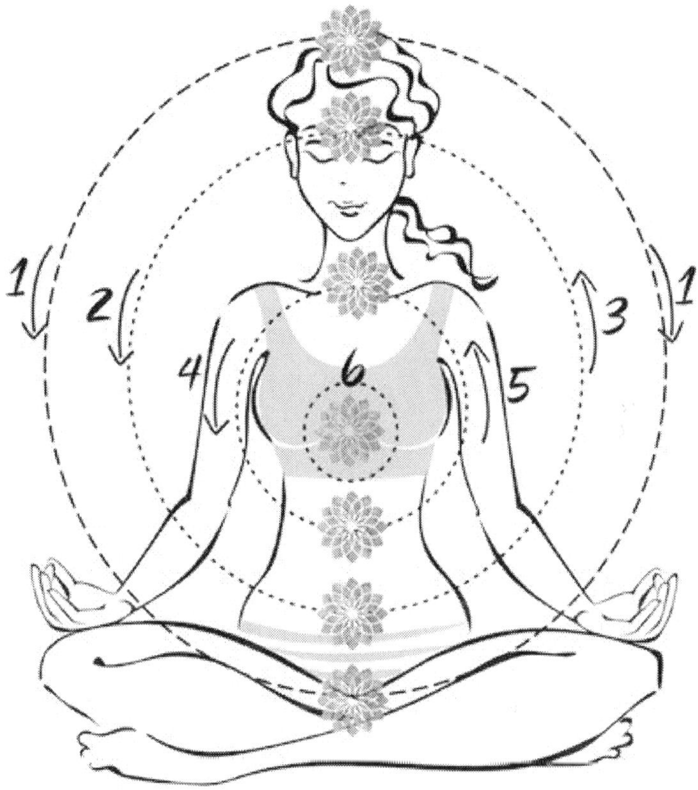

Setzen Sie sich aufrecht hin und legen Sie Ihre Hände mit den Handflächen nach oben auf Ihre Oberschenkel. Atmen Sie einige Male bewusst ein und aus. Bitten Sie das Universum / Gott, dass weißgoldenes Licht in Ihren Körper fließt. Stellen Sie sich vor, dass dieses Licht aus Ihren Handflächen strömt.

- **Schritt 1: Energie vom Kronen- zum Wurzel-Chakra (nicht zurück!)**

Legen Sie eine Hand auf Ihr Kronenchakra und die andere auf Ihr Wurzelchakra. Stellen Sie sich 2 bis 3 Minuten lang vor, dass die Energie von der Krone zum Wurzelchakra in einem Bogen um Sie herum fließt (nicht durch Ihre Arme). Beenden Sie Schritt 1, indem Sie in die Grundstellung zurückkehren (mit den Händen auf den Oberschenkeln).

- **Schritt 2: Energie vom Stirn- zum Sakral-Chakra**

Legen Sie eine Hand auf Ihr Stirnchakra und die andere auf Ihr Sakralchakra. Stellen Sie sich 2 bis 3 Minuten lang vor, wie die Energie in einem Bogen um Sie herum vom Stirnchakra zum Sakralchakra fließt.

- **Schritt 3: Energie vom Sakral- zum Stirn-Chakra**

Wechseln Sie nun die Hände auf dem Sakral- und Stirn-Chakra. Stellen Sie sich 2 bis 3 Minuten lang vor, dass die Energie nun in einem Bogen um Sie herum vom Sakral- zum Stirnchakra fließt. Beenden Sie den Energiefluss, indem Sie in die Grundstellung zurückkehren.

- **Schritt 4: Energie vom Hals- zum Solarplexus-Chakra**

Legen Sie eine Hand auf Ihr Halschakra und die andere auf Ihr Solarplexus-Chakra. Stellen Sie sich 2 bis 3 Minuten lang vor, wie die Energie in einem Bogen um Sie herum vom Hals-Chakra zum Solarplexus-Chakra fließt.

- **Schritt 5: Energie vom Solarplexus- zum Hals-Chakra**

Wechseln Sie nun die Hände auf dem Solarplexus- und Hals-Chakra. Stellen Sie sich 2 bis 3 Minuten lang vor, wie die Energie in einem Bogen um Sie herum vom Solarplexus zum Hals-Chakra fließt. Beenden Sie den Energiefluss, indem Sie in die Grundstellung zurückkehren.

- **Schritt 6: Energiefluss im Herz-Chakra**

Legen Sie eine Hand auf Ihr Herz, die andere darunter auf den Herzraum. Lassen Sie die Energie aus beiden Händen 2 bis 3 Minuten lang fließen. Beenden Sie den Energiefluss, indem Sie in die Grundstellung zurückkehren.

19.3 Chakra-Ausgleich Teil 2

Im 2. Teil des Chakra-Ausgleichs werden die Chakren miteinander synchronisiert. Hier lassen Sie die Energie von den Handflächen in zwei Chakren fließen und synchronisieren das dazwischen liegende Chakra.

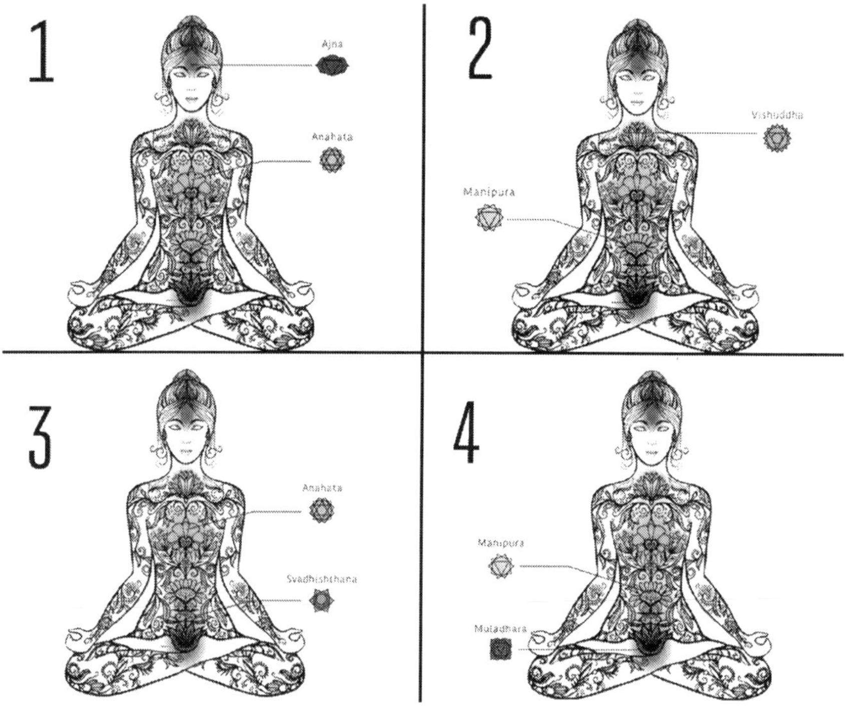

- **Vorbereitung: Grundposition**

Bleiben Sie in der Grundstellung sitzen, die Hände auf den Oberschenkeln und die Handflächen nach oben gerichtet. Atmen Sie einige Male bewusst ein und aus und stellen Sie sich vor, dass Licht in Sie hinein und aus Ihren Handflächen heraus fließt.

- **Schritt 1: Stirn- und Herz-Chakra**

Legen Sie Ihre Hände auf die Stirn und das Herzchakra. Lassen Sie die Energie aus Ihren Händen 2 bis 3 Minuten lang direkt in beide Chakren fließen.

- **Schritt 2: Hals- und Solarplexus-Chakra**

Bewegen Sie Ihre Hände nach unten und legen Sie sie auf das Hals- und Solarplexus-Chakra. Lassen Sie die Energie von Ihren Händen 2 bis 3 Minuten lang direkt in beide Chakren fließen.

- **Schritt 3: Herz- und Sakral-Chakra**

Legen Sie nun Ihre Hände auf das Herz- und Sakralchakra. Lassen Sie die Energie aus Ihren Händen 2 bis 3 Minuten lang direkt in beide Chakren fließen.

- **Schritt 4: Solarplexus- und Wurzel-Chakra**

Legen Sie zum Schluss Ihre Hände auf das Solarplexus- und das Wurzelchakra. Lassen Sie die Energie von Ihren Händen 2 bis 3 Minuten lang direkt in beide Chakren fließen. Beenden Sie den Energiefluss, indem Sie in die Grundstellung zurückkehren.

19.4 Chakra-Ausgleich Teil 3

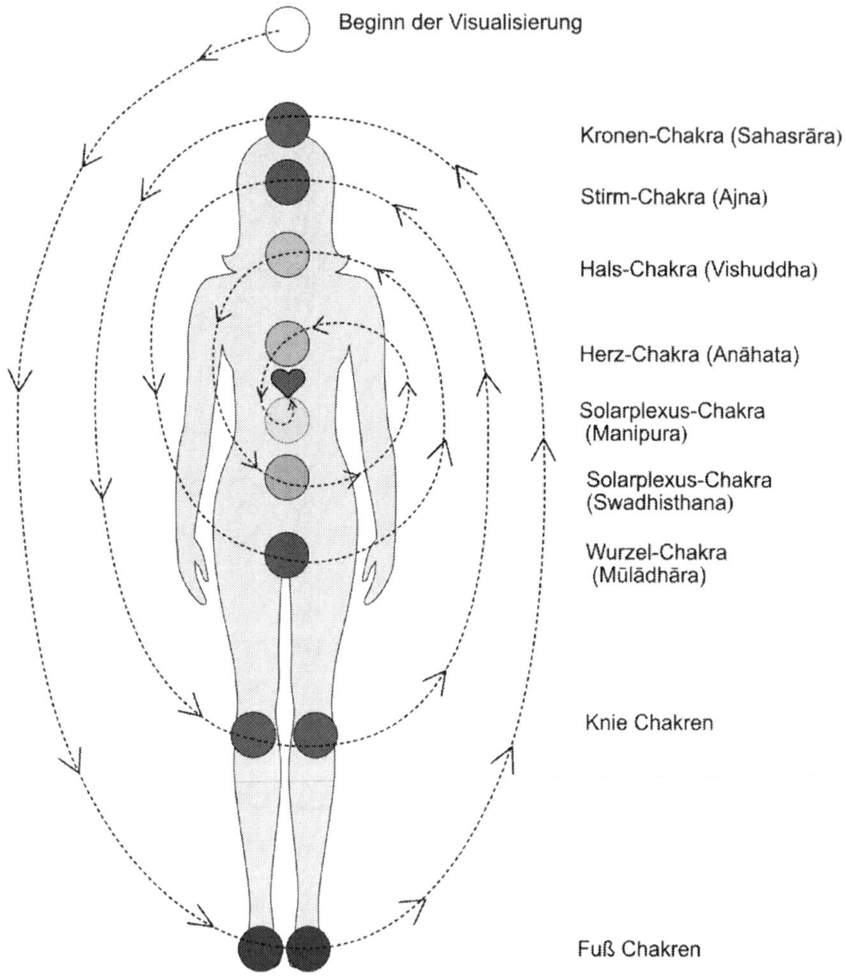

Der dritte Teil des Chakraausgleichs wird auch "Heilige Meditation" genannt. Hier visualisieren Sie die ganze Zeit weiß-goldenes Licht, das spiralförmig durch den Körper wandert und jeweils eine Minute lang in jedem Chakra verweilt, wobei Sie das Licht einströmen lassen, bevor Sie zum nächsten Chakra gehen. Dies betrifft nicht nur die 7 Hauptchakren, sondern auch die Nebenchakren in den Füßen, den Knien, der Milz und dem Herzraum. Das Licht fließt immer auf der rechten Seite des Körpers nach unten und auf der linken Seite nach oben.

Die Fuß-Chakren befinden sich in der Mitte der Fußsohlen und stehen in Verbindung mit einer ausgewogenen Bewegung, um sich in allen Ebenen des Seins zu bewegen.

Die Knie-Chakren befinden sich auf der Mitte der Knie und stehen für Flexibilität und Beweglichkeit.

Das Milz-Chakra befindet sich im Zentrum der unteren Rippe auf der linken Seite. Es steht für Lebenskraft und Energie.

Anleitung:

1. Stehen Sie aufrecht. Wenn es Ihnen schwer fällt, 11 Minuten lang zu stehen, setzen Sie sich in eine aufrechte Position. Schließen Sie die Augen und bitten Sie das Universum oder Gott, weiß-goldenes Licht in Ihren Körper fließen zu lassen.

2. Lassen Sie nun auf der rechten Seite Ihres Körpers das Licht in beide Fußchakren hinunterfließen und verweilen Sie dort eine Minute lang.
3. Lassen Sie das Licht auf der linken Seite Ihres Körpers bis zum Kronenchakra aufsteigen und verweilen Sie dort eine Minute lang.
4. Lassen Sie das Licht auf der rechten Seite Ihres Körpers nach unten zu beiden Kniechakren fließen und verweilen Sie dort eine Minute lang.
5. Lassen Sie das Licht auf der linken Seite Ihres Körpers zum Stirnchakra aufsteigen und verweilen Sie dort eine Minute lang.
6. Lassen Sie das Licht auf der rechten Seite Ihres Körpers zum Wurzelchakra hinunterfließen und verweilen Sie dort eine Minute lang.
7. Lassen Sie das Licht auf der linken Seite Ihres Körpers zum Hals-Chakra aufsteigen und verweilen Sie dort eine Minute lang.
8. Lassen Sie das Licht auf der rechten Seite Ihres Körpers nach unten zum Sakralchakra fließen und verweilen Sie dort eine Minute lang.

9. Lassen Sie das Licht auf der linken Seite Ihres Körpers zum Milz-Chakra aufsteigen und verweilen Sie dort eine Minute lang.
10. Lassen Sie das Licht auf der linken Seite Ihres Körpers zum Herzchakra aufsteigen und verweilen Sie dort eine Minute lang.
11. Lassen Sie das Licht auf der rechten Seite Ihres Körpers zum Solarplexus-Chakra hinunterfließen und verweilen Sie dort eine Minute lang.
12. Lassen Sie das Licht auf der linken Seite Ihres Körpers zum Herzraum aufsteigen und verweilen Sie dort eine Minute lang.
13. Danken Sie für den Lichtfluss und lassen Sie ihn dann einfach wieder los. Seien Sie sich des Chakraausgleichs bewusst und beenden Sie ihn mit den Worten: „Ich bin in meiner Mitte zentriert."

Führen Sie den Chakraausgleich in den nächsten 21 Tagen regelmäßig und ohne Unterbrechung aus. Um das Maximum aus dem Chakraausgleich zu ziehen, sollten Sie Ihren Koffeinkonsum während dieser Zeit und auch in Zukunft reduzieren. Nach 21 Tagen werden Ihre Chakren in Balance sein. Danach reicht es aus, den Chakraausgleich nur noch gelegentlich durchzuführen.

20. Russische Heilmethoden

In Russland wurden in den letzten 50 Jahren fernab des Einflusses großer Pharmakonzerne neue Methoden der Heilung entwickelt, die auf einer Heilung durch das Unterbewusstsein basieren. Diese Heilmethoden funktionieren rein über die Geistesebene und heilen den physischen Körper über das Unterbewusstsein.

Aus der Quantenphysik wissen wir inzwischen, dass wir im Prinzip nichts anderes sind als Informationen und zu 90% durch unser Unterbewusstsein gesteuert werden. Wenn man nun einen Zugang findet zu seinem Unterbewusstsein, dann kann man sich sozusagen auch „umprogrammieren“ und damit auch heilen.

Allein mit dem eigenen Willen, mit der Kraft der Gedanken, etwas Disziplin und Durchhaltevermögen wird der eigene Körper veranlasst, sich zu regenerieren und sich selbst zu heilen - ohne jegliche Hilfsmittel. Die Unwahrscheinlichkeit dessen liegt nur in unserem Verstand, der uns sagt, dass so etwas nicht möglich ist, da wir unseren Verstand im Laufe unseres Lebens immer mehr beschränkt haben.

Einer der Personen, der bahnbrechende Forschungsleistungen auf dem Gebiet der Heilung vollbracht hat, ist der Russe Grigori Grabovoi.

Grigori Grabovoi ist Hellseher, Heiler und Spezialist der Energieinformatik. Der Akademiker und Mathematiker wurde von der Russischen Akademie der Naturwissenschaften ausgezeichnet für sein Werk „Für die Entwicklung der Medizin und des Gesundheitswesens." Seine Lehre „Über die Rettung und harmonische Entwicklung“ wurde inzwischen von der UNO bestätigt.

Er entwickelte einzigartige Zahlenkombinationen und geistige Technologien, um die Gesundheit wiederherstellen und sogar Organe, aber auch abgenutzte Gelenke, Wirbel oder Bandscheiben regenerieren zu können. Er zeigt, wie man sich selbst von allen möglichen Erkrankungen heilen und als Schöpfer alle Ereignisse seiner Realität steuern kann.

Grabovoi und seine Schüler Arkady Petrov und Igor Arepjev haben rein energetisch-informative Methoden entwickelt, mit deren Hilfe Menschen in der Lage sind, ihre eigene Realität zu verändern. Dies betrifft sowohl die allgemeinen Lebensumstände, eine Verbesserung des Finanzflusses bis hin zum Bewusstseinserweiterung und spirituellem Wachstum.

Vor allem kann man aber eines mit diesen Methoden: seinen Körper regenerieren und wiederherstellen. Ziel dieser sehr effizienten Selbstheilungstechniken ist die Wiederherstellung der Gesundheit von Körper, Geist und Seele (als innere Realität), sowie auch die Harmonisierung unseres Umfeldes (als äußere Realität). Zu diesen

Selbstheilungstechniken zählen beispielsweise die Heilung nach speziellen Zahlenreihen und geometrischen Figuren. Dadurch lassen sich Ereignisse, Gesundheits- und Alltagsprobleme mit Hilfe des Bewusstseins steuern. Alles kann wieder in die ursprüngliche Ordnung zurückgeführt oder in die "Norm" gebracht werden, wie es die russischen Heiler nennen.

Das Erstaunliche an den Methoden von Grabovoi ist, dass sie einfach und von jedermann anwendbar sind.

Ein weiterer russischer Heiler ist Boris Bojtschenko. Er hat die Methode der "Trance Selbstregulation" zur Reinigung, Aufbau und Heilung des Körpers entwickelt. Er führt regelmäßig in Deutschland Seminare durch und zeigt hier seine Methoden. Auch diese sind sehr einfach und für jedermann durchführbar.

Im Folgenden stelle ich zwei Methoden dieser Heiler vor, die "Selbstheilung mit Zahlen" nach Grigori Grabovoi und die "Trance-Selbstregulation" nach Boris Bojtschenko. Wenn Sie die Möglichkeit haben, möchte ich Ihnen empfehlen, eines der Seminare von Bojtschenko zu besuchen, um es noch einmal genau in der Praxis gezeigt zu bekommen sowie weitere seiner erfolgreichen Heilmethoden.[24]

---

[24] https://www.orania-zentrum.de/veranstalter/boris-bojtschenko/

20.1 Selbstheilung mit Zahlen

Sehr wirkungsvoll ist die Heilung nach Zahlen, wobei jedem Körperteil und jeder Situation eine bestimmte Zahl, die von Grabovoi ermittelt wurde, zugeordnet wird. Für Mathematiker ist diese Heilungsmethode nach Zahlen auch gar nicht so sehr abwegig. Alles in und um uns ist nach Zahlensystemen aufgebaut. Man denke nur an die Zahl „pi", die alle runden Formen beschreibt oder die Zahl „e", die alle natürlichen Prozesse beschreibt, die Fibonacci-Zahlenfolge, der unendlichen Folge von natürlichen Zahlen. Auch Musik, Farben und Töne sind letztendlich Systeme von Schwingungen und Zahlen.

Für Arthritis lautet die Zahlenreihe: 8111110, für rheumatoide Arthritis 8914201, für verformende Osteoarthrose 8145812. Es lässt sich aber auch die Zahlenreihe 1884321 anwenden für unbekannte Krankheiten allgemein, bei der man einen Bezug zum jeweiligen Körperteil herstellt.

Diese bestimmte Zahl gilt es immer wieder zu visualisieren und in seinem Unterbewusstsein zu speichern. Manche schreiben sich die Zahl auf den entsprechenden Körperteil, oder man schreibt gedanklich die Zahl in die Luft. Dies wird mehrmals am Tag wiederholt.

Um die russischen Methoden korrekt anzuwenden, empfehle ich eine praktische Anleitung, so dass die Anwendung auch Erfolg verspricht. Hierzu gibt es eine Vielzahl an Online-Seminaren und Workshops, um die Russischen Heilmethoden nach Grabovoi zu erlernen.

20.2 Selbstregulation durch Trance

Boris Bojtschenko[25] ist ein bekannter russischer Heiler und spiritueller Lehrer. In Russland/Magnitogorsk betreibt er ein Gesundheits- und Heilzentrum für alternative Medizin. Für die Heilung des Körpers hat er seine eigenen Methoden entwickelt, die er in Russland und im Ausland in Workshops und über DVDs unterrichtet. Wenn Sie die Gelegenheit haben, empfehle ich Ihnen, einen seiner Workshops zu besuchen.

Das Einzigartige an seiner Trance-Selbstregulierung ist, dass Sie sich ohne jegliche Hilfe in einen hypnoseähnlichen Zustand versetzen. Das ist besonders für diejenigen interessant, die sich nur ungern von einem Fremden hypnotisieren lassen. So behält man während des gesamten Prozesses die vollständige Kontrolle über sein Unterbewusstsein und lässt nicht zu, dass jemand anderes einen kontrolliert.

Diesen Trance-Zustand nennt er **"ZK" - Kandyba-Zustand.** Es ist ein Zustand wie eine schnelle Schlafphase (Hypnose) mit erhöhter Lenkbarkeit und wachem Bewusstsein.

Mit den folgenden 4 Schritten können Sie sich in diesen Trancezustand versetzen und Ihr Unterbewusstsein programmieren.

Schritt 1: Körperhaltung

[25] https://www.orania-zentrum.de/veranstalter/boris-bojtschenko/

Um in den Kandyba-Zustand zu gelangen, nehmen Sie zunächst die richtige Körperhaltung ein, je nachdem, ob Sie sich im Stehen, Sitzen oder Liegen "programmieren" oder "hypnotisieren" wollen. Alle Körperhaltungen eignen sich gleichermaßen gut für den Eintritt in den Trancezustand.

- Stehend: Füße zusammen, Arme am Körper entlang gestreckt, Finger entspannt und Oberkörper aufrecht.
- Sitzend: Sie sitzen auf der Kante des Stuhls, Beine, Zehen, Fersen und Knie zusammen, Wirbelsäule aufrecht. Die Hände liegen auf den Knien, die Handflächen zeigen nach unten.
- Liegend: Sie liegen auf dem Rücken, Beine, Füße und Fersen sind zusammen, die Arme sind am Körper entlang gestreckt, die Handflächen zeigen nach unten. Um den Kopf gerade zu halten, können Sie ein kleines Kissen unter den Kopf legen.

Schritt 2: In Trance begeben

- Wählen Sie einen Punkt etwas oberhalb der Augenhöhe und schauen Sie ihn an, ohne sich zu bewegen.
- Zählen Sie im Geiste bis 3, deaktivieren Sie dann Ihren Blick und schauen Sie nicht nur auf den Punkt, sondern auf alles um ihn herum.

- Zählen Sie im Geiste weiter bis 7. Bei 7 schließen Sie die Augen.
- Sie befinden sich jetzt in Trance.

Schritt 3: Erteilung gedanklicher Anweisungen

- Geben Sie sich selbst mentale Anweisungen und formulieren Sie Ihr Ziel im Präsens, so als ob es bereits geschehen wäre. Diese Anweisungen sollten immer positiv formuliert sein und keine negativen Wörter wie "nein", "nein", "nicht" oder "niemals" verwenden.
- Sprechen Sie die Anweisungen mit klarer Stimme, 10-15 Mal alle 2-3 Stunden über den Tag verteilt.
- Nehmen Sie ein kurzes klares Programm (Affirmation) und prägen Sie es sich ein.

Hier einige Beispiele:

- Meine Knie sind ausgezeichnet. Ich kann mühelos gehen und mich bewegen. Sie tragen mich an jeden Ort, an den ich gehen möchte.
- Der verletzte Meniskus ist in seiner Struktur, Form und Funktion vollständig wiederhergestellt.
- Ich habe einen festen und eisernen Willen.

- Ich beende alles, was ich mir vornehme. Ich glaube fest an meine eigene Kraft und meine Fähigkeiten.
- Ich handle immer so, wie meine Intuition es mir sagt.
- Meine Gelenke sind gesund und der Gelenkknorpel ist vollständig wiederhergestellt.
- Jede Nahrung, die ich zu mir nehme, bringt meinem Körper den größten Nutzen.

Schritt 4: Beendigung des Trancezustandes

- Sagen Sie in Gedanken: Bei 3 öffne ich die Augen und komme völlig entspannt aus dem Zustand heraus. Mein Kopf ist rein und klar. Ich fühle Wachheit und Leichtigkeit in meinem ganzen Körper, das Einströmen von Lebenskräften und Energie."
- Zählen Sie im Geiste bis 3, öffnen Sie dann die Augen, schütteln Sie Ihre Hände und Ihren Kopf und wippen Sie sanft mit. So lockern Sie Rückenmark und Gehirn.

20.3 Arbeit mit der Dritten Hand

Ich zeige hier eine weitere Heilmethode nach Boris Boyteschenko. Es ist die Arbeit mit der dritten Hand. Sie kann auf jedes Gelenk angewendet werden. Hier ist das Beispiel des Kniegelenks:

- Sie stellen sich mental vor, wie sich Ihr Knie mit warmen, prickelnden Klumpen füllt, die es ausdehnen und es größer werden lassen.
- Nun stellen Sie sich vor, wie eine imaginäre warme Hand das Knie massiert.
- Nun bringen Sie das Knie mental wieder auf seine normale Größe zurück und lassen die Wärme verschwinden.
- Stellen Sie sich vor, dass das Knie kalt wird und mit Frost bedeckt ist. Massieren Sie nun das Knie mit einer imaginären kalten Hand. Das Knie wird kleiner und zieht sich zusammen.
- Stellen Sie sich nun vor, wie sich das Gelenk langsam wieder formt. Verwenden Sie wieder die imaginäre Hand, die die genaue und richtige Form und Größe Ihres Gelenks kennt und Ihr Gelenk optimal modelliert.
- Wiederholen Sie dieses "Gedankenspiel" mehrere Male am Tag.

21. Chinesische Heilmethoden

Die Wurzeln der menschlichen Energiekonzepte reichen über 5000 Jahre zurück zu alten chinesischen und orientalischen Weisheiten. Die Shaolinmönche im Norden Chinas gaben Ihre Erkenntnisse über die menschliche Energie über Generationen hinweg an ihre Schüler weiter. Sie verknüpften ihre eigenen Philosophien mit Beobachtungen der Natur und der Tiere und eigneten sich ein weitreichendes Verständnis für die Zusammenhänge von Gesundheit und Energie an, das sie immer weiter entwickelten.

So kennt man in China seit Jahrtausenden bewährte medizinische Heilweisen, die unter dem Namen **TCM**, **traditionelle chinesische Medizin**, bekannt sind. Eine der bekanntesten Methoden hierzulande ist die **Akupunktur**, oft in Verbindung mit **Moxibustion**, einer Wärmebehandlung. Bei der Akupunktur werden kleine Nadeln auf spezifische Punkte, die sich auf den sog. Meridianen befinden, gesetzt. Dadurch werden Blockaden gelöst und die körpereigenen Heilungskräfte aktiviert. Auf diese Weise wird der Organismus angeregt, wieder ins Gleichgewicht zu kommen. Laut der traditionellen chinesischen Medizin wird der Körper durch 12

Meridiane oder Leitbahnen durchzogen, in denen die Lebensenergie, das "Qi" oder "Ki", fließt.

Mit Akupunktur lassen sich auch Schmerzen des Kniegelenks sehr gut behandeln. Ihre Wirksamkeit wird durch wissenschaftliche Studien (GERAC)[26] belegt.

"Oft verbessern sich die Beschwerden innerhalb von 5–15 Akupunktur-Sitzungen erheblich oder klingen vollständig ab, obwohl die Knochenveränderungen am Kniegelenk weiterhin röntgenologisch zu erkennen sind. Gleiches gilt für die Behandlung des Kniescheibenknorpelschadens und des Patellaspitzensyndroms. Hier werden mehrere Nadeln direkt am Kniegelenk und um die Kniescheibe herum gestochen. Eventuell wendet man zusätzlich Moxibustion oder Elektrostimulation an."[27]

Eine weitere Methode macht von sich reden, die sog. **Chinesische Quantum Methode (CQM-Methode)[28].** Diese Methode stammt nicht direkt aus China, sondern ist der Name einer **mentalen Methode**. Sie verbindet chinesische Weisheiten mit Erkenntnissen der Quantenphysik und Quantenfeldtheorie, nach denen Geist und Materie gar nicht so verschieden sind, wie wir meist im Alltag glauben. Beiden liegt Energie zugrunde. Dies bedeutet, dass

---

[26] https://www.aerzteblatt.de/archiv/32190/GERAC-Akupunktur-Studien-Modellvorhaben-zur-Beurteilung-der-Wirksamkeit

[27] https://www.boewing-molsberger.de/akupunktur-migraene-kopfschmerz/akupunktur-bei-arthrose-knischmerz-gonarthrose/

[28] CRM - eine universelle Veränderungsmethode; Anwendung von energetischen Methoden über den Gesundheitsbereich hinaus. https://www.frankfurter-ring.de/fileadmin/download/eckert_cqm_comed04.pdf

alles in unserem Leben seinen Ursprung im Feinstofflichen hat, in einer universellen Lebenskraft. Diese Methode geht davon aus, dass jeder Mensch ein sog. Informationsfeld hat. Ein Teil dieses Informationsfeldes ist das, was man Unterbewusstsein oder das Unbewusste nennt.

Die CRQ-Methode identifiziert zunächst negative Muster, die sich im Unterbewusstsein abgelagert haben und die dazu beigetragen haben, dass etwas im Alltag nicht gut funktioniert. Dann werden diese Muster mental aufgelöst, wodurch Schmerzen, psychische Probleme, Ängste und mehr in kürzester Zeit beseitigt werden.

"Alle Lebewesen werden mit dieser Lebenskraft durchströmt und mit Energie versorgt. Von der Mentaltrainerin Gabriele Eckert weiterentwickelt und durch ihre persönlichen Erfahrungen geprägt, löst diese Methode in Sekundenschnelle die energetischen Ursachen eines unerwünschten Zustandes auf.

Dabei werden Einflüsse verschiedenster Art berücksichtigt, von denen man gar nicht erahnt, dass sie existieren. Die Rede ist von der physischen, mentalen, emotionalen, spirituellen, karmischen, astrologischen Ebene, sowie vom kollektiven Bewusstsein und weiteren Ebenen, auf welcher das Problem seinen Ursprung haben könnte. Man kann mit CQM in die feinstoffliche Welt schauen, hineinfühlen und die dort versteckten Schwächen in positive Stärken umwandeln und somit korrigieren."[29]

---

[29] https://www.landsiedel-seminare.de/was-ist-cqm.html

Gabriele Eckert, eine Mentaltrainerin, hat ihre Kunst des Mentaltrainings während eines Aufenthalts in Kalifornien bei dem Shaolin Kung Fu Großmeister Dr. Kam Yuen erlernt. Er nannte diese alte Heilmethode die Yuen Methode (TM) [30]. In Deutschland bietet Frau Eckert nun zahlreiche Veranstaltungen und Seminare an, um diese Methode zu vermitteln, wobei die Kosten nicht gerade gering sind. [31]

Die CQM-Methode basiert darauf, durch einen Muskeltest herauszufinden, welche Gedanken, Ereignisse oder Vorfälle im Leben eine Schwächung hervorrufen, die es dem Einzelnen erschwert, seine Ziele zu erreichen. Mithilfe dieses Tests wird überprüft, ob ein bestimmter Satz oder ein bestimmtes Muster stark oder schwach ist. Sollte es schwach sein, wird es durch ein spezielles Codewort, das „Korrigieren" lautet, in das Informationsfeld eingegeben, um eine Veränderung herbeizuführen.

---

[30] Interview mit Dr. Kam Yuen: http://www.youtube.com/watch?v=FvLw1XRveEc

[31] CQM-Seminare in Deutschland https://www.cqm-hypervoyager.de/events/

22. Arthrose aus Sicht der Neuen Medizin

Im Altertum setzte sich hierzulande die Medizin aus einem Dämonenglauben zusammen. Die Vorstellung war, dass eine Krankheit durch Sünde entsteht. Erst durch die Autopsie und somit die Kenntnis der Anatomie führte weg vom Dämonenglauben hin zu einem technischen Verständnis vom Organismus und den biochemischen Zusammenhängen der Organe. Hieraus entwickelte sich beispielsweise die Säftelehre sowie die Homöopathie, somit die Grundpfeiler unserer heutigen Medizin. Demnach ist ein technischer Mangel im Körper die Ursache für ein Ungleichgewicht oder eine Blockade im Körper. Durch die Erfindung des Lichtmikroskops wurde diese Lehre erweitert, da man Dinge sehen konnte, die dem bloßen Auge bislang verborgen geblieben waren. Hieraus folgt die "Detaildenke" der Medizin, nämlich dass die Ursache einer Krankheit in immer kleineren Organismen, wie Mikroben, Genen, Zellmutationen oder Bakterien, zu finden seien. Auf dieser Annahme basiert beispielsweise die heutige klassische Immunologie oder Onkologie, aber auch unsere Ernährungslehre.

1981 legte der deutsche Arzt Dr. med. Ryke Geerd Hamer [32] den Grundstein für eine völlig neue Heilkunde, die er "Neue Medizin" oder auch "Germanische Neue Medizin®" nannte. Nach seinen Erkenntnissen sind die Ursachen einer Krankheit nicht mikroskopisch kleine Teilchen, sondern jede Krankheit ist die Ausführung von "biologisch sinnvollen Sonderprogrammen", die für die Natur sinnvoll und nützlich sind. Er fasste seine Entdeckungen in die "5 biologischen Naturgesetze"[33] zusammen, die für ihn keine Hypothesen oder Wahrscheinlichkeiten, sondern jederzeit nachweisbare Fakten sind, die jeder nachprüfen und verifizieren kann.

"Die Schulmedizin befasst sich mit Symptomen, die Germanische Neue Medizin kennt die Ursachen einer jeden sog. Krankheit, die gleich die Therapie mit einschliesst!"[34]

Die Neue Medizin ist somit ein völlig neuer Denkansatz über Ursachen und den Verlauf von sog. Programmen, die in der Medizin bislang als Krankheit bezeichnet werden und widersprechen völlig der heutigen Denkweise der westlichen Medizin, der Chirurgie und der Ernährungslehre.

Während man bislang von einem "Krieg im Organismus" ausgeht, bei denen es beispielsweise darum geht, "böse" Bakterien durch ein

---

[32] Dr. med. Geerd Hamer, Neue Medizin: http://www.neue-medizin.de/html/dr__med_hamer.html
[33] Die 5 Biologischen Naturgesetze: http://www.neue-medizin.de/html/5_naturgesetze.html
[34] http://www.neue-medizin.de/

Antibiotikum zu vernichten oder Viren zu bekämpfen, die angeblich ursächlich für eine Krankheit sind, geht es bei der Neuen Medizin nicht darum, ein neues Präparat zu entwickeln und zu verabreichen, um vermeintliche Feinde anzugehen, sondern die ursächlichen biologischen Konflikte hinter einer Krankheit zu verstehen und diese zu lösen. Jede Krankheit, selbst die, die uns Schmerzen und Leiden bereiten, sind gemäß der Neuen Medizin von der Natur sinnvoll betriebene Maßnahmen.

So gibt es gemäß dieser Heilkunde für jedes Organ, jede Körperfunktion und auch jedes Gelenk einen emotionalen Bezug und einen entsprechenden Konflikt, den man den wissenschaftlichen Diagnosetabellen der germanischen Heilkunde entnehmen kann. Dieser Konflikt ist natürlich auch davon abhängig, wie jeder einzelne von uns mit der jeweiligen Situation umgeht und sie empfindet.

Bei einer Arthrose läuft üblicherweise ein sog. Knochenprogramm ab. Die Knochen werden emotional unserem Selbstwertgefühl zugeordnet, d.h. wie gut, leistungsfähig, gutaussehend, geschickt oder intelligent wir uns empfinden. Eine Arthrose im Handgelenk betrifft beispielsweise unsere Handlungsfähigkeit oder unser Geschick, während Kniegelenke mit unserer Leistungsfähigkeit zu tun haben.

Wenn in der sog. "aktiven" Phase ein Einbruch des Selbstwertgefühls erlitten wird, beispielsweise dadurch, dass man sich als nicht geschickt oder leistungsfähig genug empfindet, kommt es zu einem Knochenabbau an den jeweiligen Stellen. Dies ist die sog. Osteoporose, bei der der Knochen entkalkt wird. Es ist ein Prozess, den wir üblicherweise nicht bemerken. Der biologische Hintergrund ist, dass der Körper alles abbaut, was nicht mehr gebraucht wird bzw. wovon wir denken, dass wir an einer bestimmten Stelle "nichts wert" sind - in diesem Fall im Hand- oder Kniegelenk.

Wird der Selbstwerteinbruch überwunden, dann wird der Knochen in den Gelenken wieder eingebaut und sogar stärker als zuvor. Bei häufigen Einbrüchen des Selbstwertgefühls, kommt es so immer wieder zum Knochenabbau und -aufbau, was in bestimmten Gelenken ein überschießendes Knochenwachstum und damit eine Verdickung der Gelenke bis hin zu ihrer Bewegungsunfähigkeit bewirkt.

Auf welcher Körperseite die Arthrose auftritt, hängt laut der neuen medizinischen Forschung mit der Händigkeit des Betroffenen zusammen. Bei (biologischen) Rechtshändern wird die rechte Seite der "starken" Bezugsperson, wie beispielsweise dem Vater zugeordnet. War der Vater für den Selbstwerteinbruch verantwortlich, indem er sagte, dass man nicht leistungsfähig oder geschickt genug sei, dann betrifft die Arthrose die rechte Körperseite. Ist dagegen die "schwächere" Person, wie beispielsweise die Mutter oder das Kind ursächlich für den Selbstwerteinbruch, dann würde man mit einer Arthrose auf der linken Körperseite reagieren.

In dem Moment, in dem Gelenkschmerzen einsetzen, geht man in der Neuen Medizin davon aus, dass der dahinter stehende Konflikt des mangelnden Selbstwertgefühls gelöst wurde. Dies ist die Phase der Regeneration, bei der man versuchen sollte, sie möglichst schmerzfrei zu überwinden, wobei durchaus auch geeignete und nach Möglichkeit nicht-toxische Schmerzmittel verwendet werden dürfen.

Die Germanische Neue Medizin® ist bislang in den Medien und der Öffentlichkeit stark angefochten, nicht zuletzt aufgrund der antisemitischen Äußerungen von Dr. Hamer und seiner Infragestellung der bisherigen Schulmedizin, insbesondere wegen seiner Kritik an der Anwendung der Chemotherapie zur Bekämpfung von Krebs. Dennoch bieten gerade seine Entdeckungen der medizinisch-biologischen Zusammenhänge zu den Ursachen einer Krankheit wertvolle Hinweise.

Schlussbemerkung

Fürchte Dich nicht vor dem langsamen Vorankommen. Fürchte Dich vor dem Stehenbleiben. Der Weg zum Erfolg hat keine Abkürzung

(Tanaka Masahiko)

Unser Körper ist sehr viel mehr als die Summe seiner mechanischen und biologischen Funktionen. Alles ist miteinander verbunden: unser Körper - unser Geist - unsere Seele - unsere Umwelt - unsere Mitmenschen - die Natur. Um uns zu heilen, sollten wir uns als Gesamtheit und als Teil davon gleichzeitig wahrnehmen. Wir haben eine hohe Eigenverantwortung, dass wir alles wieder in eine Balance bringen. Uns selbst und letztlich auch unsere Umgebung.

Was wir als gesunde Menschen für so selbstverständlich halten, wird oftmals erst in der Krankheit schmerzlich bewusst. Auch wenn wir uns mit einer Krankheit "herumschlagen" müssen, sollten wir unsere Augen und Sinne öffnen, und das Wunderbare in unserem Leben entdecken - und für die vielen Reichtümer in unserem Leben dankbar sein. In der Krankheit vergessen wir dies allzu leicht, weil wir nur mit unserer Krankheit beschäftigt sind.

Über welche Reichtümer wir verfügen ? Über die Fähigkeit zu denken, zu sehen und zu hören, zu schmecken, zu lieben, zu staunen, zu lachen, und natürlich die Menschen, die uns schätzen und lieben und uns Respekt und Verständnis entgegenbringen. Das sind die wirklichen Reichtümer in unserem Leben und die Basis für ein gesundes Selbstwertgefühl, das es uns ermöglicht, uns selbst zu heilen.

Ich bin überzeugt, dass jeder die Fähigkeit hat, seine Gesundheit durch eine Veränderung seines Lebensstils zu verbessern und sich selbst zu heilen. Die besten Chancen dazu haben Sie in einem frühen Stadium der Krankheit bei einer radikalen Änderung Ihrer Lebensgewohnheiten. Sobald Sie ein künstliches Gelenk haben, ist es für die Heilung dieses Gelenks zu spät. Dann können Sie nur noch Schadensbegrenzung für die anderen Gelenke betreiben.

Daher möchte ich die Schritte hier kurz zusammenfassen:

1. Schritt: Umstellung auf eine basische Ernährung; Aufhören mit Rauchen, Reduktion von tierischem Eiweiß, Milchprodukten, Vermeidung von Schweinefleisch
2. Schritt: Entgiftung (durch Heilfasten, grüne Smoothies)
3. Schritt: Gewichtsreduktion
4. Schritt: Natürliche Nahrungsergänzungsmittel (Acerola oder Moringa, Sango Meereskorallen, Gerstengras, Ackerschachtelhalm-Extrakt)
5. Schritt: Gelenkschonende Sportarten (Qi Gong, Tai Chi, Yoga, Schwimmen, Aquajogging)

6. Schritt: Körperstatik verbessern (geeigneter Sport und Spezialschuhe)
7. Schritt: Geist auf Heilung programmieren und Ziele setzen
8. Schritt: Seele reinigen und Stress, Wut und Ärger reduzieren
9. Schritt: Selbstvertrauen stärken
10. Schritt: Chakrenausgleich durchführen
11. Schritt: (optional) Selbstheilung über russische Methoden

An dieser Stelle möchte ich Ihnen noch einmal dafür danken, dass Sie dieses Buch gekauft haben und ich freue mich, dass Sie bis hierher gelesen haben. Ich hoffe, dass es für Sie informativ war und dass ich Ihnen viele Tipps geben konnte, mit denen Sie auf dem Weg zur Selbstheilung beginnen können.

Der nächste Schritt besteht darin, die Informationen tatsächlich umzusetzen. Suchen Sie nicht nach der Wunderpille, dem Wunderdoktor oder dem neuesten High-Tech-Verfahren. Sie haben alles selbst in der Hand und können sich selbst heilen!

Ich wünsche Ihnen viel Glück und Erfolg!

Ihre Anna Mai

Bonus: Natürliche 3-Tages-Entgiftungs- und Entsäuerungskur

Ich stelle Ihnen hier eine natürliche 3-Tage-Entgiftungs- und Entsäuerungskur auf der Basis von grünen Smoothies vor. Damit können Sie direkt damit beginnen, Ihren Körper zu entsäuern.

Es mag sein, dass die ersten beiden Tage etwas kritisch sind, wenn man sie durchzieht. Aber die Mühe wird belohnt werden. Die Belohnung ist ein deutlicher Energieschub und ein klarer Geist. Auch auf lange Sicht sollten Sie hin und wieder eine Körper- und Darmreinigung durchführen, zum Beispiel einmal im Monat.

Grüne Smoothies sind das Beste, was Sie für Ihren Körper und Ihre Gesundheit tun können. Sie versorgen Ihren Körper mit allen notwendigen Mineralien und Vitaminen. Ich empfehle Ihnen also, grüne Smoothies in Ihren zukünftigen Ernährungsplan aufzunehmen.

Bevor wir zu der 3-Tage-Kur kommen, noch ein paar Tipps vorab:

Beginnen Sie am besten an einem langen Wochenende oder an freien Tagen.

Planen Sie im Voraus, d.h. kaufen Sie zu Beginn alles, was Sie brauchen (einschließlich eines Mixers, falls Sie noch keinen haben).

Legen Sie ein Startdatum fest und informieren Sie vielleicht Freunde und Familie, damit Sie sich an Ihre Entscheidung halten.

Trinken Sie in der Woche davor täglich ein Glas frisch gepressten Saft, um Ihren Körper vorzubereiten.

Gehen Sie am Vortag früh ins Bett, auch wenn Sie noch nicht direkt einschlafen können.

Meditieren Sie 30 Minuten lang, machen Sie Yoga oder gehen Sie in der Natur spazieren. Bereiten Sie sich auch innerlich vor, um Ihren Körper zu entsäuern.

Trinken Sie viel frisches gefiltertes Wasser, ayurvedischen Tee und Kräutertee.

Wenn Sie sich hungrig fühlen, trinken Sie einen frisch gepressten Fruchtsaft oder besorgen Sie sich ein paar frische, gute Datteln, wie z.B. Medjool-Datteln.

Während der 3 Tage sollten Sie Ihre sozialen Interaktionen etwas einschränken. Sorgen Sie lieber dafür, dass Sie sich entspannen, vielleicht ein Buch lesen, einen lustigen Film ansehen, spazieren gehen, Musik hören, malen, schreiben oder zeichnen.

Und hier sind die Entsäuerungs- und Entschlackungs-Smoothies für eine 3-Tage-Kur. Geben Sie dazu alle Zutaten in einen Mixer und pürieren Sie sie, bis alles ganz glatt und cremig ist. Süßen Sie mit natürlichem Stevia oder Kokosblütenzucker, falls gewünscht.

1. TAG

1. Grüner Smoothie (Tag 1)

- 5 Blätter Kopfsalat
- 1 Handvoll junger Spinat (oder 1 Portion Tiefkühl Blattspinat)
- 1 ganze Zitrone, entsaftet
- 1 Stück Ingwer
- 2 Orangen
- 1 Grapefruit
- 1 kleine Gurke

2. Grüner Smoothie (Tag 1)

- 1 Handvoll Petersilie
- 1 ganze Zitrone, entsaftet
- 1 Rote Beete (oder 2 Möhren)
- 3 Stangen Staudensellerie
- 1 kleine Gurke
- 1 Tasse Kokoswasser (240 ml); nicht Kokosmilch!

3. Grüner Smoothie (Tag 1)

- 5 Blätter Kopfsalat
- 1 Handvoll Petersilie
- 3 Stangen Staudensellerie
- 1 ganze Zitrone, entsaftet
- 1 Stück Ingwer
- 1 kleine Salatgurke

4. Grüner Smoothie (Tag 1)

- 3 Blätter Grünkohl
- 2 Handvoll Spinat
- 2 Mandarinen
- 1 mittelgroße Birne
- 2 mittelgroße Äpfel
- 1 kleine Gurke
- 125 ml Kokoswasser

2. TAG

- Grüner Smoothie (Tag 2)
- 3 Grünkohl Blätter oder 1 Portion Blattspinat (tiefgefroren)
- 1 Tasse Romana Salatblätter
- ½ Tasse gehackte Salatgurke
- 1 Stange Staudensellerie
- 1 kleine Birne (oder 1/2 Apfel)
- 1 Banane
- 250ml Wasser oder Kokoswasser
- 1 EL frische Minze
- 1 EL frische Petersilie
- ½ bis 1 ganze Zitrone, entsaftet
- ½ Esslöffel Chia-Samen
- 1 dünne Scheibe (0,5 cm) Scheibe Ingwerwurzel, geschält
- 1 Prise Cayenne Pfeffer, optional
- 1 Prise Zimt, optional
- 1 Prise Kurkuma, optional

2. Grüner Smoothie (Tag 2)

- 5 Blätter Römersalat (oder 2 Portionen Blattspinat)
- 1 Handvoll Petersilie
- 3 Stangen Staudensellerie
- 1 Grapefruit
- 1 Orange
- 2 Mandarinen
- 1 ganze Zitrone, entsaftet
- 1 Stück Ingwer
- 1 kleine Gurke

3. Grüner Smoothie (Tag 2)

- 1 Handvoll Petersilie
- 3 Stangen Staudensellerie
- 1 ganze Zitrone, entsaftet
- 2 Orangen
- 2 Tomaten

2 Möhren

<u>4. Grüner Smoothie (Tag 2)</u>

- 8 Blätter Römersalat
- 2 Möhren
- 1 ganze Zitrone, entsaftet
- 2 Äpfel
- 3 Stangen Staudensellerie
- 1 mittelgroße Zucchini

3. TAG

1. Grüner Smoothie (Tag 3)

- 5 Grünkohl Blätter (oder 2 Portionen Blattspinat, tiefgefroren)
- 1 Tasse Romana Salatblätter
- ½ Tasse gehackte Salatgurke
- 2 Stangen Staudensellerie
- 1 kleine Birne oder 1/2 Apfel
- 1 Banane
- 250ml Wasser oder Kokoswasser
- 1 EL frische Minze
- 1 EL frische Petersilie
- ½ bis 1 ganze Zitrone, entsaftet
- ½ Esslöffel Chia-Samen
- 1 Stück Ingwer
- 1 Prise Cayenne Pfeffer, optional
- 1 Prise Zimt, optional
- 1 Prise Kurkuma, optional

2. Grüner Smoothie (Tag 3)

- 5 Blätter Grünkohl
- 1 Handvoll Spinat
- 1 Paprika
- 2 Möhren
- 2 Tomaten
- 1 ganze Zitrone, entsaftet
- 1 mittelgroße Zucchini

3. Grüner Smoothie (Tag 3)

- 3 Blätter Grünkohl
- 1 Handvoll Petersilie
- 3 Stangen Staudensellerie
- 1 Apfel-
- 1 Orange
- 2 Mandarinen
- 2 Handvoll Trauben

4. Grüner Smoothie (Tag 3)

- 3 Blätter Grünkohl
- 5 Blätter Kopfsalat
- 1 Stück Ingwer
- 1 Apfel
- 1 Birne
- 1 mittelgroße Zucchini
- 1 kleine Salatgurke

EINKAUFSLISTE

Passen Sie die Einkaufsliste für die grünen Smoothies Ihren Bedürfnissen an.

- 7 Äpfel
- 1 Paprika
- 1 frische rote Beete (oder mehr Möhren)
- 6 mittelgroße Möhren
- 24 Stangen Staudensellerie
- 355 ml Kokoswasser
- 7 kleine Gurken
- frische Ingwerwurzeln
- 1 Rebe Trauben
- 4 Grapefruits
- 2 Köpfe Grünkohl (19 Blätter; oder mehr Spinat)
- 9 Zitronen
- 7 Orangen
- 1 Bund Petersilie
- 2 Birnen
- 2 Köpfe Kopfsalat / Romanasalat

- 3 Handvoll Jungen Spinat (oder Tiefkühl Blattspinat, portioniert)
- 6 Mandarinen
- 4 Tomaten
- 3 mittelgroße Zucchini
- Frische Minze

optional:

- Chiasamen
- Frische Minze
- Cayenne Pfeffer
- Zimt
- Kurkuma

DER TAG DANACH

Am Tag nach der Entgiftungskur sollten Sie allmählich zur normalen Ernährung zurückkehren.

- Bereiten Sie zum Frühstück einen weiteren grünen Smoothie zu.
- Der Snack sollte aus einem Apfel oder einer Banane mit einigen Nüssen bestehen.
- Bereiten Sie zum Mittagessen einen bunten Salat aus Kopfsalat, Tomaten, Avocados, Gurken mit Olivenöl und Zitrone als Dressing und einen ayurvedischen Tee zu.
- Kochen Sie zum Abendessen etwas Gemüse mit Couscous und etwas gedünstetem Fisch oder Tofu.

Anhang: Medizinische Studien zu Arthrose

Für Ihr eigenes weiteres Studium und Ihre Recherche führe ich im Folgenden einige medizinische Studien über Arthrose auf. Sehen Sie sich auch die Bewertung dieser medizinischen Studien durch das Internetportal Medizin-Transparent 35 nach den Richtlinien der Evidenzbasierten Medizin (EbM)36 an. Hier wird die Wirksamkeit der verschiedenen Arthrose-Behandlungen bewertet. Darüber hinaus können hier bei Bedarf Fragen zu den Studien gestellt werden. Dies ist nicht als Anleitung oder Aufforderung zur Selbsttherapie gedacht. Wenn Sie an Arthrose leiden, ist dafür der Arzt Ihrer Wahl zuständig!

Hier einige Links zur Wirksamkeit von Arthrose-Behandlungen:

Links zur Wirksamkeit von Arthrosebehandlungen:

- https://www.medizin-transparent.at/fragliche-wirkung-von-nahrungsergaenzungsmittel-msm
- https://www.medizin-transparent.at/arthrose-pflanzliche-mittel

[35] https://www.medizin-transparent.at/
[36] http://flexikon.doccheck.com/de/Evidenzbasierte_Medizin

- https://www.medizin-transparent.at/weihrauch-heilig-und-heilsam
- https://www.medizin-transparent.at/gelenke-schmieren-mit-nahrungsergaenzungsmitteln
- https://www.medizin-transparent.at/gelenkspiegelung-bei-kaputten-knien-nutzlos

Medizinische Studien

Brokkoli (Gemüse)

B-Studie 1: https://www.ncbi.nlm.nih.gov/pubmed/23983046

Sulforaphane represses matrix-degrading proteases and protects cartilage from destruction in vitro and in vivo

Collagen Hydrolysat

CH-Studie 1: https://www.ncbi.nlm.nih.gov/pubmed/18416885

24-Week study on the use of collagen hydrolysate as a dietary supplement in athletes with activity-related joint pain

CH-Studie 2: https://www.ncbi.nlm.nih.gov/pubmed/21251991

Change in knee osteoarthritis cartilage detected by delayed gadolinium enhanced magnetic resonance imaging following treatment with collagen hydrolysate: a pilot randomized controlled trial

CH-Studie 3: https://www.ncbi.nlm.nih.gov/pubmed/22500661

Effect of collagen hydrolysate in articular pain: a 6-month randomized, double-blind, placebo controlled study

CH-Studie 4: https://www.ncbi.nlm.nih.gov/pubmed/28831668

Fish Collagen Hydrolysates Modulate Cartilage Metabolism

CH-Studie 5: https://www.ncbi.nlm.nih.gov/pubmed/28177710

Improvement of activity-related knee joint discomfort following supplementation of specific collagen peptides

CH-Studie 6: https://www.ncbi.nlm.nih.gov/pubmed/28117674

Metabolic Response of Human Osteoarthritic Cartilage to Biochemically Characterized Collagen Hydrolysates

Dimethylsulfoxid

DMSO-Studie 1: https://www.ncbi.nlm.nih.gov/pubmed/21821055

Dimethyl sulphoxide and dimethyl sulphone are potent inhibitors of IL-6 and IL-8 expression in the human chondrocyte cell line C-28/I2

DMSO-Studie 2: https://www.ncbi.nlm.nih.gov/pubmed/21811389

Diclofenac sodium topical solution with dimethyl sulfoxide, a viable alternative to oral nonsteroidal anti-inflammatories in osteoarthritis: review of current evidence

DMSO-Studie 3: https://www.ncbi.nlm.nih.gov/pubmed/8529985

DMSO in patients with active gonarthrosis. A double-blind placebo controlled phase III study

Eierschalenhaut

EH-Studie 1: https://www.ncbi.nlm.nih.gov/pubmed/19340512

Eggshell membrane in the treatment of pain and stiffness from osteoarthritis of the knee: a randomized, multicenter, double-blind, placebo-controlled clinical study

Grünlippmuschelpulver

GMP-Studie 1: https://www.ncbi.nlm.nih.gov/pubmed/22366869

Green-lipped mussel (Perna canaliculus) extract efficacy in knee osteoarthritis and improvement in gastrointestinal dysfunction: a pilot study

Hagebuttenpulver

HP-Studie 1: https://www.ncbi.nlm.nih.gov/pubmed/15330493

A herbal remedy, Hyben Vital (stand. powder of a subspecies of Rosa canina fruits), reduces pain and improves general wellbeing in patients with osteoarthritis - a double-blind, placebo-controlled, randomized trial

Kurkuma

KK-Studie 1: https://www.ncbi.nlm.nih.gov/pubmed/27761693

Curcuma longa extract reduces inflammatory and oxidative stress biomarkers in osteoarthritis of knee: a four-month, double-blind, randomized, placebo-controlled trial

KK-Studie 2: https://www.karger.com/Article/Pdf/452613

Curcuma bei Arthrose und rheumatoider Arthritis: Klinische Studien dokumentieren die Wirksamkeit von Gelbwurz-Extrakten

KK-Studie 3: https://www.ncbi.nlm.nih.gov/pubmed/28470851

Effectiveness of curcuminoids in the treatment of knee osteoarthritis: a systematic review and meta-analysis of randomized clinical trials

Lauch (Gemüse)

L-Studie 1: https://www.ncbi.nlm.nih.gov/pmc/articles/PMC3018463/

Dietary garlic and hip osteoarthritis: evidence of a protective effect and putative mechanism of action

Organischer Schwefel

MSM-Studie 1: https://www.ncbi.nlm.nih.gov/pubmed/21708034

Efficacy of methylsulfonylmethane supplementation on osteoarthritis of the knee: a randomized controlled study

MSM-Studie 2: https://www.ncbi.nlm.nih.gov/pubmed/16309928

Efficacy of methylsulfonylmethane (MSM) in osteoarthritis pain of the knee: a pilot clinical trial

MSM-Studie 3: https://www.ncbi.nlm.nih.gov/pubmed/17516722

Randomised, Double-Blind, Parallel, Placebo-Controlled Study of Oral Glucosamine, Methylsulfonylmethane and their Combination in **Osteoarthritis**

MSM-Studie 4: http://www.ghrnet.org/index.php/ijo/article/view/745/862

The Effect of Methylsulfonylmethane on Osteoarthritic Large Joints and Mobility

Sauerkirschen

SK-Studie 1: https://www.researchgate.net/publication/279508007_Efficacy_of_Tart_Cherry_Juice_to_Reduce_Inflammation_Biomarkers_among_Women_with_Inflammatory_Osteoarthritis_OA

Efficacy of Tart Cherry Juice to Reduce Inflammation Biomarkers among Women with Inflammatory Osteoarthritis (OA)

Wobenzym

W-Studie 1: https://www.ncbi.nlm.nih.gov/pubmed/25802756

The safety and efficacy of an enzyme combination in managing knee osteoarthritis pain in adults: a randomized, double-blind, placebo-controlled trial

Diätische Behandlung

https://www.online-oup.de/article/diaetetische-behandlung-der-symptomatischen-kniegelenkarthrose/uebersichtsarbeiten/y/m/837?pageNumber=0

Diätetische Behandlung der symptomatischen Kniegelenkarthrose, Ergebnisse einer placebokontrollierten DoppelblindstudieResults of a placebo-controlled double-blind trial

Orthomolekulare Medizin

https://www.sgsm.ch/fileadmin/user_upload/Zeitschrift/61-2013-2/02-2013_7_Knobloch.pdf

Orthomolekulare Medizin: Möglichkeiten und Evidenz der Orthomolekularen Medizin in der postoperativen Rehabilitation

Arthrose-Auslöser

Langkettige Fettsäuren

LF-Studie 1: https://www.nature.com/articles/srep46457

Saturated fatty acids induce development of both metabolic syndrome and osteoarthritis in rats

https://www.aerzteblatt.de/nachrichten/74221/Arthrose-Ungesunde-Ernaehrung-kann-den-Gelenkknorpel-schaedigen

Fotomaterial

https://www.bigstockphoto.com Copyright:

- Retro wave shiny head silhouette over neon landscape, Stockfoto-ID: 128491493@ Swill Klitch
- Vegetables. Fresh mix vegetable on table in the background garden. Assortment of fresh vegetables close up. ID: 147732122 @weyo
- Beautiful dew drops on a dandelion seed macro. ID: 194869762 @Juliza71
- Color glossy balls with chemical element's names on white background, ID: 18163130, @Scanrail
- human body anatomy,front vector man, woman silhouette, ID: 83196743 @eveleen
- Knee or leg X-ray screen with red circle pain vector, ID: 67778368 @stockfotocz
- stock market profits and losses of the company board show, ID: 7158268 @MSEN
- Close up shot white sugar, ID: 169094282 @Volff
- fresh and ripe vegetables arranged in a basket isolated on white, ID: 182185501 @kuzina
- Vegetables, fruit, seeds, cereals, beans, spices, superfoods, herbs, condiment in wooden box for vegan, ID: 175606618, @ sonyakamoz
- Illustration of human energy body aura chakra in meditation, ID: 107857463 @deosum
- Concept of Active Human Brain with Binary Code Stream, ID: 179069170 @ LuckyStep48

Fotolia.de Copyright: Sports knees injury @freshideas

Rechtliche Hinweise

Die in dieser Publikation enthaltenen Informationen dienen nur der allgemeinen Information. Ich habe mich nach bestem Wissen bemüht, diese Informationen aktuell und korrekt zu halten, gebe jedoch weder ausdrücklich noch stillschweigend eine Zusicherung oder Garantie über die Vollständigkeit, Genauigkeit, Zuverlässigkeit, Eignung oder Verfügbarkeit dieser Publikation oder der darin enthaltenen Informationen. Auch gebe ich keinerlei Heilungsversprechen. Jegliches Vertrauen, das der Leser in diese Informationen setzt, geht auf eigenes Risiko.

Ich hafte nicht für direkte oder indirekte Schäden oder Verluste bzw. Folgeschäden in Zusammenhang mit der Nutzung dieser Publikation sowie der darin enthaltenen Informationen. Ich kann keine Resultate garantieren, da Resultate je nach Person variieren können und von deren Anstrengungen abhängen.

Impressum

Anna Mai (Autor und Herausgeber)

c/o BAAB Ltd

59, Mere Road

B23 7LL Birmingham / U.K.

annamai@ereadmedia.com

Printed in Poland
by Amazon Fulfillment
Poland Sp. z o.o., Wrocław

34097282R00120